Palliative Care und Forschung

Reihe herausgegeben von
M. W. Schnell, Witten, Deutschland
C. Schulz-Quach, London, United Kingdom
C. Dunger, Witten, Deutschland

Palliative Care ist eine interprofessionelle, klinisch und kommunikativ ausgerichtete Teamleistung, die sich an Patienten und deren Angehörige richtet. Bei der Versorgung eines Palliativpatienten geht es nicht nur um die Behandlung krankheitsbedingter Symptome, sondern vor allem auch um Zuwendung an die Adresse eines Patienten, um die Schaffung geeigneter Versorgungsangebote, um die Unterstützung von Familien und um konkrete Mitverantwortung. Über die Erfahrungswelten von Palliativpatienten in Deutschland gibt es nur wenige Erkenntnisse. In diesem Bereich besteht ein Forschungsbedarf, der sich auf Sachthemen wie die subjektiven Sichtweisen von Patienten und Angehörigen, auf Interaktionen am Lebensende, auf Lebenswelten des Sterbens und nicht zuletzt auf soziale Strukturen von Versorgungseinheiten bezieht. Diese und andere Sachthemen können durch qualitative und sozialwissenschaftliche Forschungsmethoden erschlossen werden, die in Deutschland bislang nur sehr selten im Bereich der Erforschung von Palliative Care eingesetzt werden. Die Reihe Palliative Care und Forschung möchte mithelfen, diesen Mangel im deutschen Sprachraum zu beseitigen.

Reihe herausgegeben von

Martin W. Schnell
Private Universität Witten/Herdecke gGmbH
Witten, Deutschland

Christine Dunger
Private Universität Witten/Herdecke gGmbH
Witten, Deutschland

Christian Schulz-Quach
King's College
London, United Kingdom

Weitere Bände in der Reihe http://www.springer.com/series/11108

Martin W. Schnell · Christian Schulz-Quach
Christine Dunger
(Hrsg.)

30 Gedanken zum Tod

Die Methode der Framework Analysis

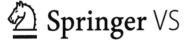 Springer VS

Herausgeber
Martin W. Schnell
Witten/Herdecke, Deutschland

Christine Dunger
Witten/Herdecke, Deutschland

Christian Schulz-Quach
London, United Kingdom

Palliative Care und Forschung
ISBN 978-3-658-19920-3   ISBN 978-3-658-19921-0   (eBook)
https://doi.org/10.1007/978-3-658-19921-0

Die Deutsche Nationalbibliothek verzeichnet diese Publikation in der Deutschen National-
bibliografie; detaillierte bibliografische Daten sind im Internet über http://dnb.d-nb.de abrufbar.

Springer VS

Gedruckt auf säurefreiem und chlorfrei gebleichtem Papier

Springer VS ist Teil von Springer Nature
Die eingetragene Gesellschaft ist Springer Fachmedien Wiesbaden GmbH
Die Anschrift der Gesellschaft ist: Abraham-Lincoln-Str. 46, 65189 Wiesbaden, Germany

Inhaltsverzeichnis

Vorwort

Palliative Care ist eine interprofessionelle, klinisch und kommunikativ ausgerichtete Teamleistung, die sich an Patienten und deren Angehörige richtet. Bei der Versorgung eines Palliativpatienten geht es nicht nur um die Behandlung krankheitsbedingter Symptome, sondern vor allem auch um Zuwendung an die Adresse eines Patienten, um die Schaffung geeigneter Versorgungsangebote, um die Unterstützung von Familien und um konkrete Mitverantwortung. Manchmal sind diese interpersonalen und sozialen Hilfeleistungen in einem entsprechenden, ambulanten oder stationären Setting die einzige Leistung, die von der Palliativversorgung am Lebensende noch erbracht werden kann.

Über die Erfahrungswelten von Palliativpatienten und Hospizgästen in Deutschland gibt es nur wenige Erkenntnisse. In diesem Bereich besteht ein Forschungsbedarf, der sich auf Sachthemen wie die subjektiven Sichtweisen von Patienten und Angehörigen, auf Interaktionen am Lebensende, auf Lebenswelten des Sterbens und nicht zuletzt auf soziale Strukturen von Versorgungseinheiten bezieht.

Diese und andere Sachthemen können durch qualitative, quantitative und andere Forschungsmethoden, die im weitesten Sinne sozialwissenschaftlich ausgerichtet sind, erschlossen werden. Diese Methoden sind in Deutschland bislang nur sehr selten im Bereich der Erforschung von Palliative Care eingesetzt worden.

Die Buchreihe Palliative Care und Forschung möchte mithelfen, diesen Mangel im deutschen Sprachraum zu beseitigen. Zu diesem Zweck bietet jeder Band der Reihe:

- die Darstellung einer qualitativ bzw. sozialwissenschaftlich ausgerichteten Methode,
- eine wissenschaftstheoretische Reflexion dieser Methode,
- eine Studie, die die Erschließungskraft der Methode im Bereich Palliative Care bei der Arbeit vorstellt und die damit zugleich Wissen über bestimmte Aspekte der Erfahrungswelten von Palliativpatienten präsentiert,
- die Kommentierung ausgewählter Primär- und Sekundärliteratur zur dargestellten Methode.

Diese Buchreihe richtet sich an: Forscher, Nachwuchswissenschaftler, evidenz-basiert arbeitende Versorger (Ärzte, Pflegende, Therapeuten), Studierende im Bereich von Palliative Care.

****

Im Mittelpunkt des durchlebten und begleiteten Lebensendes von Patienten steht unter anderem eine spezielle Diversität. Damit ist eine Besonderheit jener sozia-len Beziehungen gemeint, die es nur am Lebensende gibt, weil sie das Lebens-ende selbst ausmacht: ein Mensch wird auf absehbare Zeit versterben und damit die Welt verlassen, die anderen, ihn begleitenden Menschen (Angehörige, Heil-berufler, freiwillige Helfer) werden weiter leben und das Sterben des Verster-benden organisieren. Diese Diversität zeigt sich als eine Asymmetrie von Le-bensbeendigung und Fortleben innerhalb derer die Welt als gemeinsam geteilter Lebensraum langsam versinkt (vgl. dazu: M.W. Schnell/Chr. Schulz: Basiswis-sen Palliativmedizin, 2. Aufl. 2014, Springer Verlag: Berlin/Heidelberg, Kap. 3).

Dieser grundsätzlichen Idee folgend, befasste sich Band 1 dieser Buchreihe („Der Patient am Lebensende. Eine Qualitative Inhaltsanalyse", 2013) mit der methodischen Erforschung der Situation, die Patienten als ihr Lebensende durch-leben. Band 2 („Sterbewelten. Eine Ethnographie", 2014) untersuchte daraufhin die Situation und Aufgaben der weiterlebenden Begleiter im Hinblick auf das Sterben des Anderen. Band 3 („Hospiz und Palliative Care. Eine Grounded The-ory", 2015) thematisierte mit dem Hospiz eine Versorgungsform, in der sich überlebende Begleiter und sterbende Patienten, oft als Gäste bezeichnet, begeg-nen und unterstützen. In Band 4 („Junge Menschen sprechen mit sterbenden Menschen. Eine Typologie", 2016) stand die existenzphilosophische Frage im Mittelpunkt, was das Bewusstsein, dass das eigene Leben endlich ist, für die Gestaltung des zu lebenden Lebens bedeutet. Der Band Nummer 5 („Ärztliche Werthaltungen gegenüber nichteinwilligungsfähigen Patienten. Ein Faktorieller Survey", 2017) thematisiert das Selbstverständnis von Medizinern in der Be-handlung von vulnerablen und sterbenden Patienten, die nichteinwilligungsfähig sind.

Der hier nun vorliegende Band 6 („30 Gedanken zum Tod. Eine Framework Analysis") geht auf ein vom BMBF (Bundesministerium für Bildung und For-schung) gefördertes Projekt zurück, das dem Projekt „30 junge Menschen ..." (vgl. Band 4 der vorliegenden Buchreihe) inhaltlich nachfolgt. Während letzte-res den Erfahrungen junger Menschen im Alter von 16 bis 22 Jahren im Umgang mit Tod und Sterben zur Reflexion und Artikulation verhilft, befassen sich die „30 Gedanken zum Tod" mit den Sicht- und Handlungsweisen von Erwachsenen und gesellschaftlichen Funktionsträgern, die auch beruflich mit dem Tod zu tun haben (Ärzte, Polizei, Feuerwehr, Tatortreiniger, Bestatter, Künstler, Theologen, Philosophen). An dieser Stelle werden die Ergebnisse der Erforschung der Vorstellungen vom Tod jener Probanden vorgelegt.

Die Ergebnisse der Untersuchung sind mit der Methode der Framework Analysis ermittelt worden. Die Framework Analysis, die terminologisch an die auf Ervin Goffman zurückgehende Rahmen-Analyse erinnert, jedoch von ihr deutlich unterschieden werden muss, ist eine epistemologisch pragmatisch geprägte, stark systematisierte Datenauswertungsmethode. Sie ermöglicht im Rahmen qualitativer Forschung eine hohe Nachvollziehbarkeit der Erzielung von Forschungsergebnissen. Die Framework Analysis wurde in den 1980er Jahren vom britischen National Center for Social Research (NatCen) entwickelt. Sie ist in Deutschland noch nicht sehr verbreitet, erfreut sich jedoch zunehmender Beliebtheit und wird im Rahmen der vorliegenden Publikation vertiefend vorgestellt.

Bereits erschienen ist ein Fotoband „30 Gedanken zum Tod"(Martin W. Schnell/Christian Schulz, Berlin 2016), der die Problematik aus künstlerischer Sicht betrachtet.

Für ihre unverzichtbare Mithilfe bei der Erstellung des Manuskripts bedanken wir uns bei Kerstin Pospiech und Lukas Nehlsen vom Lehrstuhl für Sozialphilosophie und Ethik und bei den Mitarbeiterinnen und Mitarbeitern des Instituts für Ethik und Kommunikation im Gesundheitswesen der Universität Witten/Herdecke.

Martin W. Schnell
Christian Schulz-Quach
Christine Dunger
im Juli 2017

1 Die Framework Analysis im Licht der Wissenschaftstheorie

Martin W. Schnell

Wissenschaftstheorie ist eine Reflexion auf die Bedingungen der Möglichkeiten und deren Grenzen, durch die methodisch verfahrende Forschungen empirische Wahrheit, Sinn und Bedeutung hervorbringen. Diese Definition ist im Ausgang von Pierre Bourdieu und Arbeiten zum „medizinischen Feld" im Anschluss an Bourdieu (Schnell 2005, Schnell 2009) gebildet. – Gemäß dieser Perspektive soll zunächst der Zusammenhang von Selbstinterpretation und sozialen Strukturen in der qualitativen Forschung betrachtet werden und vor diesem Hintergrund dann speziell die Framework Analysis. In diesem Sinne soll zunächst an das Grundverständnis von Wissenschaftstheorie erinnert werden, das der Buchreihe „Palliative Care und Forschung" insgesamt zugrunde liegt.

1.1 Selbstinterpretationen und soziale Strukturen

Qualitativ ausgerichtete Forschungen dienen dem Versuch, Zugänge zu subjektiven Sichtweisen von Akteuren zu erhalten. Konkrete und bisweilen dichte Beschreibungen sollen besser in der Lage sein, verständlich machen zu können, wie z.b. Menschen mit chronischen Krankheiten leben als dieses durch standardisierte Befragungen möglich wäre. Qualitative Forschungen sind näher dran (Flick et al. 2003: 17, 19)!

Harold Garfinkel, einer der Nestoren der qualitativen Soziologie, hebt hervor, dass die Gegenstandsnähe dadurch erreicht wird, dass die wissenschaftlichen Beschreibungen vom „Standpunkt des Mitgliedes" (Garfinkel 1962: 189) jener Alltagswelt erfolgen, die aktuell gerade beschrieben werden soll. Mit anderen Worten: Wer wissen möchte, ob eine Krankenschwester Respekt für ihre Patienten empfindet, frage sie einfach danach!

Der Vorteil der qualitativen Forschung besteht darin, dass anerkannt wird, dass die Selbstinterpretationen von Akteuren zur Konstitution einer sozialen Realität hinzugehören. Durch diese Anerkennung kann Forschung ihren Probanden zusätzlich eine gewisse Mündigkeit ermöglichen, da die Probanden (etwa durch die Verwendung von in-vivo codes) quasi selbst zur Sprache kommen, nicht von rein äußerlichen Kategorien bevormundet werden und somit auch nicht hinter einer Expertensprache verschwinden. Besonders dann nicht, wenn außer der Forschung niemand sonst den Probanden eine Stimme verleiht.

Der Nachteil einer bestimmten Qualitativen Forschung, die sich zu stark einem Subjektivismus nähert, kann darin bestehen, dass sie die „Illusionen der persönlichen Meinung" (Pierre Bourdieu) nicht durchschaut. Eine Krankenschwester hat nicht nur deshalb Respekt vor kranken Menschen, weil sie grundsätzlich „alle Patienten liebt", sondern weil ihr gar nichts anderes übrig bleibt. In ihrer Arbeit ist sie – im Unterschied zum Arzt – einer permanenten Ansprechbarkeit ausgesetzt. Die Selbstinterpretation der Schwester, „für ihre Patienten da zu sein" macht aus der Not, nämlich ohnehin „da sein" zu müssen, eine Tugend. Die Tugend, dass Pflegende per se „Anwälte des Patienten" sind, ist eine Illusion oder stellt sich sehr häufig als eine solche heraus (Schnell 2012).

Um den Illusionen des gesunden Menschenverstandes entkommen zu können, bedarf es einer Objektivierung der subjektiven Sicht der Welt, die von Akteuren vertreten wird (Bourdieu 1970: 41). Diese Objektivierung geschieht durch einen Bruch mit der alltäglichen Sicht der Welt, wie Gaston Bachelard hervorhebt (Bachelard 1974: 19).

Eine objektivierende Betrachtung der sozialen Welt sieht, wie Emile Durkheim sagt, Individuen als Tatsachen an. Diese Betrachtungsweise ist der Feind der Selbstinterpretation des Ich (Alain Touraine)! Die objektivierende Analyse glaubt dem Ich nicht, wenn es sagt, dass es seine Patienten respektiere, weil es sie liebe. Sie sucht nach tieferliegenden Gründen, die dem Bewusstsein verborgen bleiben und findet soziale Strukturen, wie Dienstpläne, Teamkultur auf der Station oder Hierarchien, die es nahe legen, dass sich Pflegende als „Anwälte des Patienten" bezeichnen. Vor allem dann, wenn ihnen sonst kaum eine bedeutsame Stellung im Krankenhaus eingeräumt wird.

1.2 Reflexion auf soziale Umstände als ein Gütekriterium

Innerhalb der Qualitativen Forschung zählt die Sichtbarmachung der sozialen Umstände unter denen der Forscher geforscht hat, als ein weiteres Gütekriterium. Eine solche Selbstreflexion auf soziale Umstände ist erstens sinnvoll, weil der qualitativ Forschende weder unabhängig von seinem Objekt ist, wie dieses beim Laborforscher, der ein Reagenzglas schwenkt, der Fall sein mag, noch freischwebend über ihm rangiert. Er ist vielmehr ein Teil seines Untersuchungsobjekts. Der Psychologe gehört einem Milieu an, der Soziologe ist ein Teil der Gesellschaft, der Historiker ist ein Teil der Geschichte. Die Reflexion ist zweitens sinnvoll, um in der Forschung der „Illusion unmittelbarer Evidenz oder der unbewußten Universalisierung einer singulären Erfahrung" (Bourdieu et al. 1991: 83f) zu entkommen.

Die Illusion unmittelbarer Evidenz! Ein Forscher führt ein Interview mit einem Gymnasiallehrer. Der Lehrer berichtet über seine Studentenzeit, die Anfänge im Beruf, die Familiengründung, über Hobbies und Freunde. Der Forscher tritt mit dem Lehrer problemlos in ein tiefes Gespräch ein und glaubt, als Interviewer unmittelbar, also ohne vertiefende Interpretationsarbeit, an die Erfahrungen seines Gesprächspartners herankommen zu können. – Das ist eine Illusion, da der Forscher verkennt, dass er und sein Gesprächspartner sich nur deshalb „so gut verstehen", weil sie beide demselben sozialen Raum entstammen. Auch der Forscher hat studiert und ist erst nach dem 25. Lebensjahr in einen Beruf eingestiegen und versteht daher, was der Lehrer meint, wenn dieser sagt, dass man „anfangs ohne viel Geld glücklich gewesen und nur mit dem Rucksack in den Süden gefahren" sei.
Eine völlig andere Erfahrung hätte der Forscher gemacht, wenn er eine Person vom anderen Ende des sozialen Raums, also etwa einen Bürgerkriegsmigranten von einem fernen Kontinent, als Gesprächspartner angetroffen hätte.

Ein Instrument zur Vermeidung der Illusion unmittelbarer Evidenz und problematischer Universalisierungen ist die Reflexion auf die sozialen Umstände des Forschens etwa durch eine „Soziologie der Soziologie" (Bourdieu 1985: 50). In dieser von Bourdieu im Ausgang von Husserl bezeichneten Reflexion wird das Erkenntnissubjekt selbst zum Gegenstand gemacht. Es erkennt dann, dass es als Akademiker auch innerhalb von Forschung eine andere soziale Nähe zu einem Lehrer als zu einem Migranten haben kann und dass diese Nähe nicht „intuitiv" oder „unmittelbar" zustande kommt, sondern der Stellung im sozialen Raum zu verdanken ist.

Die Qualitative Forschung ist dem Verdacht bloßer Meinungsmache ausgesetzt. Forscher sammeln Zitate und versuchen damit Thesen zu belegen! Die Anwendung von Gütekriterien kann helfen, diesen Verdacht zu entkräften.

1.3 Subjektivismus/Objektivismus

Der Nachteil einer rein objektivierenden Betrachtung, die sich auf die Beschreibung sozialer Umstände beschränken würde, kann darin bestehen, dass sie soziale Strukturen als autonome handlungsfähige Größen betrachtet (ähnlich wie dieses die Neurobiologie mit dem menschlichen Hirn tut), die Akteure wie Marionetten durch das Schauspiel einer sozialen Welt dirigieren. Die Selbstsicht von Personen, die die Qualitative Forschung in den Mittelpunkt ihrer Bemühungen rückt, würde dadurch entwertet werden.

> In der Qualitativen Forschung gilt es, Subjektivismus und Objektivismus zu vermeiden! Eine empirisch verfahrende Wissenschaft sollte daher den Zusammenhang zwischen Selbstinterpretationen von Akteuren und sozialen Strukturen, innerhalb derer sich Akteure bewegen, sprechen und handeln, nicht aus dem Blick verlieren.

1.4 Daten – was ist das eigentlich?

„Everything is data!" Dieser bekannte Slogan taucht immer wieder in Forschungshandbüchern auf. Danach seien alle Informationen, denen ein Forscher während seiner Forschung begegnet, Daten und als solche auswertbar. Dem steht allerdings die Tatsache gegenüber, dass Forschung methodisch verfährt und dass Methoden selektiv ansetzen. Meist, fast immer, werden nicht alle Informationen als Daten behandelt, sondern nur bestimmte (Kuckartz 2012, 41f). Entweder, das von Probanden Gesagte oder das Geschriebene oder das Getane oder die sie umgebenden Strukturen usw. Methoden sind selektiv angelegt, weil sie aus den verfügbaren Informationen meist nur bestimmte als Daten herauspräparieren und dann auswerten. Auch Methodentriangulationen ermöglichen keine definitive Totalerhebung, sondern nur weiter gefasste Datensätze. Selektivität kann auch hier nicht grundsätzlich umgangen werden. Es gibt demnach nicht Daten schlechthin, sondern aus dem Pool vieler Informationen werden bestimmte Informationen als Daten ausgewählt und bearbeitet. Die übrigen Informationen werden in das thematische Feld geschoben, wie Aron Gurwitsch sagen würde, oder gänzlich als irrelevant unbeachtet gelassen. Als Beispiel dafür kann die Regelung von Transkriptionen gelten.

Auszug aus der Transkription eines Interviews durch eine Studierende in einer forschungspraktischen Übung.
Interviewer: „Mich würde noch interessieren [eine Uhr schlägt], was Sie in dieser Situation [ein vorbeifahrendes Auto ist im Hintergrund zu hören] getan haben.

Arzt: „Als der Patient auf unsere Station [ein Auto hupt] kam, haben wir ihn sofort [Kindergeschrei] untersucht. ....“
Bewertung durch den Dozenten: Das Schlagen der Uhr und die Geräusche im Hintergrund mögen sich faktisch während des Interviews ereignet haben und daher auch auf dem Tonband zu hören sein, sie sind aber für die Forschung selbst unwichtig und müssen daher nicht transkribiert und ausgewertet werden. Das Schlagen der Uhr hat auf die Erinnerung des Arztes offenbar keinen Einfluss und definitiv auch nicht auf die zurückliegende Behandlung des Patienten, die für die Forschungsfrage allein relevant ist.

Wie werden aus Informationen nun Daten? Durch Unterscheidungen! Die meisten Methoden zur Datenerhebung treffen solche Unterscheidungen explizit, indem sie sich auf bestimmte Informationen als Datenquellen ausrichten. Das Gesagte im Unterschied zur Hintergrundatmosphäre oder das Gesagte im Unterschied zum Getanen oder das Getane im Unterschied zum Geschriebenen oder das Geschriebene im Unterschied zu sozialen Interaktionen usw. Als Datenträger treten dabei auf: der Text (enthält Gesagtes), das Protokoll (enthält Beobachtetes), das Strukturreview (enthält institutionelle Daten) usw.

Die Durchführung einer Unterscheidung bedeutet, dass bestimmte Informationen als Daten aufgefasst und behandelt werden, andere aber nicht. Für diese Auffassung und Behandlung können drei Faktoren maßgeblich sein: die Bestimmung einer Relevanz der Informationen für die Fragestellung, die Totalität einer Institution, in der die Studie stattfindet und die Daten gewonnen werden und das Gewicht impliziten Wissens der Teilnehmer bzw. der Informationsgeber.

Für die Auffassung und Behandlung bestimmter Informationen als Daten können drei Faktoren maßgeblich sein:
a) die Bestimmung einer Relevanz,
b) die Totalität einer Institution,
c) das Gewicht impliziten Wissens.

a) Die Unterscheidung, die bestimmte Informationen zu Daten und andere zu Nichtdaten macht, erfolgt entlang dessen, was Alfred Schütz als das Problem der

Relevanz (Schütz 1971) bezeichnet: etwas wird als bedeutsam thematisiert oder legt sich als bedeutsam auf, anderes rückt zur Seite oder wird dahin geschoben. Die Entstehung einer entsprechenden Scheidelinie kann als einfacher und reversibler Schnitt geschehen. Eine einfache Operation in dieser Hinsicht ist die Zusammenfassung.

Ein Arzt hat einen zehnstündigen Nachtdienst hinter sich und wird im Nachgang gebeten, davon zu berichten. Vor dem Hintergrund, dass die erlebte Zeit (der 10 Stunden dauernde Dienst) und die erzählte Zeit (der fünfminütige Bericht über diesen Dienst) nicht identisch sind, kann die Zusammenfassung das Relevante darbieten und damit Irrelevantes unthematisiert lassen. Weil das, was als relevant gilt, relativ ist, kann es vorkommen, dass der Interviewer Anderes für wichtig als der Arzt erachtet und daher nach- und weiterfragt.

Komplex wird die Aufgabe, das als relevant Bestimmte in Begriffen zu fixieren, wenn es als solches sprachfern verfasst ist. Von der Philosophie und der Psychologie der Landschaft (Georg Simmel, Kurt Lewin) ist darauf hingewiesen worden, dass Stimmungen und Atmosphären eine soziale Situation maßgeblich prägen können, es aber schwierig sei, sie aussagekräftig zu erfassen (Böhme 1995). Wie erfasst man eine Atmosphäre als Datensatz?

Die Entstehung jener Scheidelinie kann in den Sektoren des Gesundheitswesens aber auch weniger harmlos geschehen, da es besonders hier viele, zumindest potentiell totale Institutionen gibt.

b) Als totale Institution bezeichnet Ervin Goffman eine soziale Ordnung, wenn es 1. eine Gruppe von Schicksalsgenossen gibt, die 2. die meiste Zeit ihres Alltags zusammen an einen Ort verbringen und dabei 3. einheitlichen Regeln und 4. einem institutionellen Plan unterworfen sind (Goffman 1961: 17). Eine totale Institution tendiert dazu, eine Binnenmoral auszubilden, eine eigene Zeitlichkeit, ja eine eigene Lebenswelt zu bilden. Zu denken ist an das Militär, die Schule, das Internat, aber auch an das Krankenhaus, das Alten- und Pflegeheim.

In einer Untersuchung über die soziale Wirklichkeit in einem Krankenhaus der Regelversorgung konnten Forscher zeigen, dass das Krankenhaus eine in sich geschlossene Welt bildet. In der Institution existieren fast keine Anzeichen dafür, dass eine Außenwelt existiert. Im Aufenthaltsraum kleben im Juli noch Osterhasen an den durchsichtigen Scheiben. Das Krankenhaus als Institution hat sich vom Kalender der öffentlichen Zeit abgekoppelt und bezieht sich nur auf sich selbst. Ein solcher Selbstbezug kann die Entstehung einer totalen Institution begünstigen.

In einer totalen Institution ist die Scheidelinie zwischen Relevantem und Nichtre-levantem durchaus problematisch. Michel Foucault zeigt dieses am Beispiel der Psychiatrie. „Man weiß, daß man nicht das Recht hat, alles zu sagen, daß man nicht bei jeder Gelegenheit von allem sprechen kann, daß schließlich nicht jeder beliebige über alles beliebige reden kann." (Foucault 1977: 7) Das heißt, dass hier nur bestimmte Informationen als Daten (etwa durch das Sagen in einem Interview) auftreten können und dass die Scheidelinie zwischen Gesagtem und Nichtgesagtem durch Macht, also auf eine nicht harmlose Weise, gezogen wird! Das Nichtgesagte kann möglicherweise aber auch wichtig sein. Wenn man es als Datensatz gewinnen möchte, kann sich die Forschung wohl nicht nur auf das Gesagte als Quelle des Wissens beziehen (Schnell 2006). Meist interessieren sich Forschungen nur für das Gesagte, Explizite und Offenbare.

c) Der Blick auf die Genese des Gesagten, das dann in Interviews und Texten als Datensatz fixiert werden kann, ist nicht nur hinsichtlich der Beachtung von Pro-zessen der Macht in totalen Institutionen wichtig, sondern immer dann, wenn es auf die Unterscheidung zwischen Gesagtem und Nichtgesagtem ankommt. Das ist häufig schon bei elementaren Beschreibungen der Fall, in denen implizites Wissen zur Geltung gelangt.

Die Krankenschwester geht in das Zimmer des Patienten, gibt ihm die Hand, spricht kurz mit ihm und geht wieder.
Auf die Frage eines Interviewers, was sie im Zimmer des Patient gemacht habe, sagt sie: „Nichts besonderes. Ich war auf meiner Runde und habe kurz reingesehen."
Auf die weitergehende Frage, wie es um die aktuelle Verfassung des Patienten stehe, kann sie über Atmung, Gesichtsfarbe, Puls, Temperatur und die Wün-sche des Kranken bestens Auskunft geben. Diese Informationen hat sie aus dem kurzen Gespräch und der Berührung gewonnen.
Auf die abschließende Frage, wie es ihr gelinge, diese Informationen über den Patienten ohne Fieberthermometer und ohne Stethoskop zu erhalten, antwortet sie: „Das macht die Erfahrung."
Implizites Wissen ist ein stummes, verkörpertes, leibliches Können und Ver-mögen, das praktisch wirksam ist, aber meist ungesagt bleibt.

Das implizite Wissen ist eine Herausforderung für die wissenschaftstheoretische Reflexion, weil es sich in gewisser Hinsicht der Thematisierung widersetzt, aber dennoch in der Praxis höchst wirksam ist und eine Unterscheidung zwischen Gesagtem und Nichtgesagtem mitbedingt (Schnell 2010, Schnell/Schulz 2010).

> In der Qualitativen Forschung gilt es, die Genese von Daten kritisch zu be-
> trachten! Eine empirische verfahrende Wissenschaft sollte den Zusammen-
> hang zwischen dem, was sich als Gesagtes und Getanes zeigt, und dem, was
> nicht in dieser oder in einer andere Weise auftritt, im Blick behalten.

Nach dieser Skizze des Grundverständnisses von Wissenschaftstheorie kommen
wir nun zur speziellen Problematik der Framework Analysis. Es ist sinnvoll,
diese noch nicht sehr weit verbreitete Methode im Ausgang von der nach Erving
Goffman benannten Frameanalysis/Rahmen-Analyse zu besprechen. Diese ist
mit der Framework Analysis jedoch nicht identisch.

1.5 Rahmenanalyse nach Goffman

Als Soziologe vertritt Goffman die Ansicht, dass Menschen die Welt nicht einfach für real und wahr hinnehmen, sondern dieses nur unter bestimmten Bedingungen tun. Diese Bedingungen machen sich als Organisationen der Erfahrung
bemerkbar. Der Sinn von gewöhnlichen Alltagserfahrungen und Interaktionen ist
von der Organisation der sozialen Welt abhängig. Diese Organisation bezeichnet
Goffman mit dem Begriff Rahmen. Ein Rahmen ist ein „Organisationsprinzip für
Ereignisse." (Goffman 1980, 19) Ohne eine Rahmung sind Ereignisse und Handlungen ohne Sinn. Wenn man den Sinn eines Ereignisses verstehen oder gar
untersuchen möchte, muss der Rahmen innerhalb dessen das Ereignis Sinn
macht, rekonstruiert werden. Der Rahmenanalytiker als Forscher analysiert jene
Rahmen. Er geht dabei von folgender Grundfrage aus. „Was geht hier eigentlich
vor?" (Goffman 1980, 16)

1.6 Verschiedene Rahmen

Ein Mann lässt das Sonnenrollo am Fenster seines Arbeitszimmers herunter. Was
geht hier vor? Goffman zufolge lassen sich zwei Rahmungen identifizieren: ein
natürlicher und ein sozialer Rahmen. Im Lichte des natürlichen Rahmens betrachtet der Mann die Tatsache, dass die Sonne in sein Fenster scheint, als ein
absichtsloses, naturgesetzlich bestimmtes Ereignis. Zugleich agiert er in einem
sozialen Rahmen, der festgelegt, dass der Einfall der Sonne störend ist, weil er
die reibungslose Sicht auf den Bildschirm seines Computers verhindert. Im Lichte des sozialen Rahmens ist die Handlung des Herunterlassens des Rollos ab-
sichtlich, planvoll und zielgerichtet. Schließlich soll das neue Buch fertig ge-
schrieben werden!

Eine Frau spielt Golf, ein Balljunge trägt die Golfschläger der Frau. Was geht hier vor? Im Unterschied zur Situation im sonnigen Arbeitszimmer handelt es sich an dieser Stelle um eine kooperative Tätigkeit zweier Menschen. Dabei kann davon ausgegangen werden, dass aufgrund verschiedenartiger Rahmungen beide Personen während ihrer Kooperation nicht in derselben Sozialwelt handeln. Die Golfspielerin genießt ihre Freizeit, indem sie spielt. Der Balljunge geht hingegen seiner Arbeit nach. Hier handelt es sich um das Miteinander der unterschiedlichen Sicht- und Erfahrungsweisen von möglicherweise reichen Menschen und ärmeren Menschen.

John F. Kennedy ist tot. Was ist hier vor sich gegangen? Der Sinn hängt erneut vom Rahmen ab! Der Gerichtsmediziner legt einen natürlichen Rahmen zugrunde und erläutert die Todesursache: eine Gewehrkugel hat Kennedys Herz und Schädel zerstört. Es ist völlig normal, dass ein menschlicher Organismus daraufhin nicht weiter lebt. Der Beamte der Mordkommission agiert hingegen innerhalb eines sozialen Rahmens, da ihn die Todesart interessiert. Kennedy ist von seinen Widersachern heimtückisch ermordet worden. Das ist in sozialer Hinsicht nicht unbedingt als normal zu bezeichnen.

1.7 Erkenntnistheorie

Ein Rahmenanalytiker untersucht Organisationsprinzipien für Ereignisse. Jeder Rahmen enthält derartige Prinzipien.

Indem diese erfolgreich entschlüsselt werden, erhält ein Forscher Antworten auf verschiedene Fragen. Was ist hier los? Die Antwort zeigt, welche Situationsdefinition ein Akteur zugrunde legt. Was ist hier wichtig? Hier geht es um das, was dem Akteur als relevant gilt. Was ist hier richtig? Eine Antwort zeigt, was ein Akteur als werthaft ansieht. Goffman hat in seinem Gesamtwerk zahlreiche Mikrostudien zur Alltagsmoral vorgelegt, die vorführen, welches Verhalten als richtig gilt und welches nicht (vgl.: Goffman 1974). Diese Studien gelten unscheinbaren Interaktionen wie der Anrede, der Auskunft, der Begrüßung, der Verabschiedung etc. Sie sind Meisterstücke einer empirischen Ethikanalyse, die unterhalb der großen Prinzipienlehren der philosophischen Ethik angesiedelt sind und daher zu Unrecht oft überlesen und übergangen werden.

Goffman knüpft in seiner Rahmenanalyse an Klassiker wie W.I. Thomas, G. Bateson, W. James und Vertreter der Phänomenologie an. Auch für ihn ist die Wirklichkeit komplex und muss daher durch Rahmungen geordnet werden. Rahmen sind selektiv, da sie immer nur bestimmte Aspekte der Erfahrung aufgreifen und organisieren. Den einen, wahren Rahmen, der alles erklären würde, kann es nicht geben. Es gibt lediglich multiple Rahmungsmöglichkeit, die sich zum Teil ergänzen oder auch untereinander konkurrieren können. Rahmen können beibehalten oder verlassen werden. Daraus leitet sich ein Verständnis von regelgerechtem und von abweichendem Verhalten her (vgl. 376ff). An dieser Stelle ergibt sich auch eine Ähnlichkeit zu Michel Foucaults Konzept der „Ordnung des Diskurses" (Foucault 1977), das ebenfalls variable Möglichkeiten der Sinnbildung zu denken erlaubt.

Es ist weder durch Gott oder durch die Natur unverrückbar festgelegt, welcher Rahmen in einer Situation zugrunde gelegt werden muss. Obwohl sich hier Spielräume eröffnen, ist Sinn dennoch kein bloßes Resultat subjektiver Beliebigkeit. Vielmehr sind Rahmungen und ihre Sinnperspektiven Ergebnisse von stummen Konventionen, initiativen Taten oder von Aushandlungen. Rahmen sind variabel und können sich ändern. Was wichtig und richtig ist, kann unter anderen Umständen anders aufgefasst werden. Bereits Max Weber hob die Selektivität von Prozessen der Organisation von Sinn hervor (vgl.: Weber 1991, 109f).

1.8 Rahmengebung

Hinsichtlich der Abgrenzung von der Framework Analysis müssen wir noch einmal genau nachfragen: woher kommen die Rahmen? Durch wen oder was sind sie gegeben?

Goffman schreibt hierzu: „Es ist so, daß die Menschen das, was sie als Organisation ihrer Erfahrung verstehen, zwangsläufig auf eine sich selbst erfüllende Weise stützen. Sie entwickeln ein System von Geschichten mit Moral, von Spielen, Rätseln, Experimenten, spannenden Erzählungen und anderen Drehbüchern, die höchst elegant eine rahmenbezogene Auffassung von der Beschaffenheit der Welt bestätigen." (Goffman 1980, 605)

Ein Mann berichtet in geselliger Runde davon, dass er mit dem Auto bei einer Geschwindigkeitskontrolle „geblitzt" worden sei. Was er damit sagen will, hängt vom Rahmen ab. Der Erzähler ist bestrebt, durch weitere Sätze eine für ihn und den Zuhörer gemeinsame Rahmenerzählung zu bilden. Gelingt das, dann teilen Sprecher und Hörer eine Geschichte, die der Hörer seinerseits weitererzählen kann. Zum Rahmen zählen Narrative wie „der arme Autofahrer", „die schlechten Straßen", „Blitzaktionen sind ungerecht" etc. Erst indem diese Narrative von anderen geteilt werden, entsteht eine gemeinsame Wirklichkeit, innerhalb derer der Erzähler vielleicht sogar Trost von seinen Zuhörern erwarten darf.

Hier wird deutlich, dass Rahmen im Sinne von Goffman Organisationsformen sind, in deren Licht handelnde und sprechende Personen ihre Alltagswirklichkeit strukturieren und erfahren. Eine Rahmengebung geschieht, indem wir handeln. Dabei werden vorhandene Rahmen übernommen und beibehalten oder verändert oder es werden neue Rahmen erfunden. In jedem Fall ist ein Rahmen einer Person stets in der Erfahrung zugänglich.

1.9 Rahmenanalyse/Framework Analysis

Gemeinsamkeiten zwischen beiden Arten der Analyse bestehen darin, dass Rahmen als Kontexte und Ordnungen verstanden werden, innerhalb derer Einzelereignisse sortiert, positioniert und sinnhaft ausgerichtet werden können. Ein wesentlicher Unterschied liegt in der Tatsache, dass Rahmen im Sinne Goffmans, wie soeben bereits betont, als Organisationsformen der Alltagserfahrung von Akteuren zugänglich sind, während dieses für die Rahmenkonzepte der Framework Analysis nicht zutrifft. Diese Rahmen sind Kunstprodukte, die der Forscher verwendet, um Datenmaterial zu ordnen. Die Framework Analysis ist ein Verfahren zur Analyse von Texten verschiedener Herkunft (Interviewtranskripte, Beobachtungsprotokolle etc.). Sie ist eine Methode zur Analyse von Daten. Die zu diesem Zweck konstruierten Rahmen müssen nicht auf die Alltagserfahrung von Akteure rückbeziehbar sein, wie dieses aus der Sicht Goffmans im Falle des Autofahrers zu sein hat.

An dieser Stelle zeigt sich eine gewisse Nähe zur Methode der Typologie. Auch dort können zwei Versionen voneinander unterschieden werden. Erneut bildet die Differenz von Erfahrungsnähe und Erfahrungsferne das Unterscheidungskriterium. Es gibt somit einerseits vom Forscher vorgenommene Darstellung der Typik der Erfahrungsweise, in deren Licht eine Person die Wirklichkeit erfährt und andererseits eine durch den Forscher vorgenommene Kennzeichnung einer Personengruppe aufgrund einer bestimmten Typik ihrer Erscheinungsweise (vgl. dazu den Band 4 der vorliegenden Buchreihe: Martin W. Schnell/Christian Schulz/Udo Kuckartz/Christine Dunger: Junge Menschen sprechen mit sterbenden Menschen. Eine Typologie, Wiesbaden 2016.)

1.10 Framework Analysis im Ausgang von Ritchie und Spencer

Im Unterschied zum Konzept von Goffman ermöglicht die Framework Analysis eine größere Formalisierung der Datenanalyse. Damit besteht auch eine größere Objektivität im Sinne der Nachvollziehbarkeit des Verfahrens der Analyse und der Ergebnisse.

Die Framework Analysis geht auf Ritchie und Spencer zurück, die sie für den Bereich der empirischen Politikforschung entwickelt haben (vgl.: Ritchie/Spencer 1994). Inzwischen findet diese Methode auch in der Qualitativen Gesundheitsforschung eine Verbreitung (vgl.: Gale et al. 2013).

Die Framework Analysis besteht aus mehreren, logisch aufeinander folgenden Schritten, die eine variable Betrachtung der Daten und ihrer Auswertung ermöglichen (vgl.: Smith/Firth 2011). Als derart strukturierter Prozess weist die Framework Analysis Ähnlichkeiten zu anderen Verfahren auf, wie etwa der Qualitativen Inhaltsanalyse nach Phillip Mayring. Auch Mayring zufolge besteht die Auswertung von Daten aus einem klar abzuarbeiten Programm. Mayring führt hinsichtlich des Prozesses der Datenauswertung drei Interpretationsschritte an: Zusammenfassung, Explikation, Strukturierung. Bereits die Zusammenfassung als der erste Interpretationsschritt führt, so Mayring, zu einer Abstraktion und damit zu einer Distanz gegenüber den auszuwertenden Daten (vgl. auch die detaillierte Darstellung in Band 1 der vorliegenden Buchreihe: Martin W. Schnell/Christian Schulz/Harald Kolbe/Christine Dunger: Der Patient am Lebensende. Eine Qualitative Inhaltsanalyse, Wiesbaden 2013.). Demgegenüber behält die Framework Analysis eine stärkere Verankerung in den Daten bei, so dass ein steter Rückbezug der Analyse auf das Ausgangsmaterial möglich bleibt. Diese Organisation des Datenmaterials kommt besonders Forschungsanfängern zugute, für die der Einstieg in die Auswertung umfangreicher Datensätzen oft schwierig ist.

Eine Framework Analysis hat folgenden Ablauf:

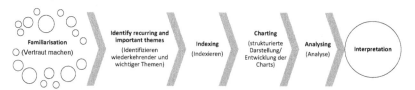

Abbildung 1:   Ablauf der Framework Analysis

Diese Schritte beinhalten und bedeuten: ein Vertrautwerden mit den Daten (familiarisation), das Identifizieren wiederkehrender und wichtiger Themen (identify recurring and important themes), ein Indexieren (indexing), eine strukturierte Darstellung (charting), eine Analyse (analysing) und die finale Interpretation (interpretation). Eine detaillierte Darstellung der Methode findet sich in Kapitel 2 „Was heißt Framework Analysis?" der vorliegenden Publikation.

1.11 Themenbezug und Fallbezug

Eine wesentliche Besonderheit der Framework Analysis ist deren Möglichkeit, Daten in einer Profilmatrix sowohl themenspezifisch als auch fallspezifisch darzustellen und auszuwerten (vgl.: Dunger 2010). Fallspezifisch bedeutet, dass innerhalb der Darstellung der Ansichten einer Person zu mehreren Themen mehrere dieser Ansichten aufgelistet werden können. Dadurch werden verschiedene Facetten einer Person sichtbar. Themenspezifisch bedeutet dies, dass die Ansichten mehrerer Personen zu einem Thema gleichzeitig veranschaulicht werden. Dadurch ist ein Vergleich zwischen vielen Probanden hinsichtlich ihrer Ansichten möglich.

	Thema A	Thema B	Thema C	
Person 1	Ansicht von Person 1 zu Thema A	Ansicht von Person 1 zu Thema B	Ansicht von Person 1 zu Thema C	Fallspezifische Darstellung aller Ansichten von Person 1 zu den Themen A bis C
Person 2	Ansicht von Person 2 zu Thema A	Ansicht von Person 2 zu Thema B	Ansicht von Person 2 zu Thema C	Fallspezifische Darstellung aller Ansichten von Person 2 zu den Themen A bis C
Person 3	Ansicht von Person 3 zu Thema A	Ansicht von Person 3 zu Thema B	Ansicht von Person 3 zu Thema C	Fallspezifische Darstellung aller Ansichten von Person 3 zu den Themen A bis C
	Themenbezogene Darstellung der Ansichten aller Personen zu Thema A	Themenbezogene Darstellung der Ansichten aller Personen zu Thema B	Themenbezogene Darstellung der Ansichten aller Personen zu Thema C	

Abbildung 2:   Profilmatrix

Der Kunstgriff dieser Profilmatrix macht den Unterschied zwischen der Framework Analysis und der Rahmenanalyse Goffmans besonders greifbar. Die Differenz zwischen Themen- und Fallbezug ist ein analytisches Instrument für einen Forscher, der Daten auswertet. Es ist aber nicht gesagt, dass Akteure die Rahmung ihres Alltagshandelns ebenfalls in diesen beiden Hinsichten vornehmen. Der im Beispiel weiter oben erwähnte Autofahrer kann sich seinen Zuhörern sehr wohl höchst individuell in seiner Narration vorstellen (Fallbezug), auch kann er sich mit anderen Autofahrern vergleichen (Themenbezug), es stehen ihm darüber hinaus jedoch noch weitere Rahmungsmöglichkeiten zur Verfügung, die er sogar situativ neu erfinden könnte. Alltagshandeln ist kein Abarbeiten eines formalisierten Programmes. Max Weber spricht vom „Verflachenden des Alltags" (Weber 1991, 197) und meint damit, dass die Entstehung von Alltäglichkeit mit einem Abschliff von Unterschieden und Differenzen verbunden ist, den ein Wissenschaftler bei seiner Arbeit hingegen nicht hinnehmen darf.

Die Profilmatrix der Framework Analysis kann in der Qualitativen Forschung für eine fallspezifische Case Summary eingesetzt werden. In der quantitativen Forschung findet sie eine Verwendung in themenbezogenen Fallvergleichen.

1.12 Gefahr des Technizismus

Wie bereits erwähnt, ermöglicht die Framework Analysis eine Formalisierung der Datenanalyse und daraufhin eine Objektivität im Sinne der Nachvollziehbarkeit des Verfahrens der Analyse und damit auch der Ergebnisse. Die Formalisierung birgt im Sinne Edmund Husserls allerdings auch eine Gefahr des Technizismus in sich (vgl.: Husserl 1984, § 20). Die Rede von einem Technizismus hat nichts mit Technik oder Technologie zu tun. Der Technizismus beginnt damit, dass die Erfahrungen der Personen (Probanden) auf eine Funktion innerhalb eines Auswertungs- und Darstellungsschemas reduziert werden. Der Technizismus ist gegeben, wenn die Sache selbst mit ihrer Funktion verwechselt wird. Das ist auch ethisch relevant, denn Forschungsmethoden sind nicht ethisch neutral (Schnell/Heinritz 2006, 22).

Personen werden zu Probanden und innerhalb der Forschung zu sog. Fällen. Sie sind damit immer Fall einer Regel oder eines Typus. Um die Einzigkeit und die Individualität der Person nicht aus dem Blick zu verlieren, werden Probanden dann häufig als „Einzelfälle" bezeichnet. Das ändert allerdings nichts, denn auch ein Einzelfall ist der Fall einer Regel. Von einer Beachtung der Individualität des Probanden im engen und strengen Sinne kann daher nicht die Rede sein.

Georges Canguilhem hat in einer leider nur wenig beachteten Arbeit über die Bedeutung der Einzigartigkeit im Bereich der Lebenswissenschaften darauf hingewiesen, dass sich die Einzigkeit der Person in der „Vergeblichkeit aller Zuordnungsversuche" (Canguilhem 1979, 62) zeigt. Die Person des Probanden ist stets mehr als die Funktion in einem Schema! Sie ist damit aber keinesfalls für die Forschung quasi verloren. Es kommt lediglich darauf an, den Technizismus zu vermeiden. Hierbei kann wiederum Goffmans Rahmenanalyse hilfreich sein. Ihre, im Vergleich zur Framework Analysis geringere Formalisierbarkeit bietet den Vorteil, erfahrungsnäher zu sein und damit auch die vagen, stummen und unklaren Ansichten von Personen als positive Phänomene fassen zu können.

Die Framework Analysis ist ein gutes Instrument zur Datenauswertung im beschriebenen Sinne. Es bleibt aber unbedingt zu beachten, dass sie als solches keinen theoretischen und methodologischen Bezugsrahmen enthält! Der Gefahr des Technizismus erliegen besonders Forschungsanfänger, die die Framework Analysis „nackt" verwenden, ohne in ihrer Forschung für einen zusätzlichen und ausreichenden wissenschaftstheoretischen, philosophischen oder soziologischen Bezugsrahmen zu sorgen. In diesem Sinne könnte man Kurt Lewin variierend sagen: Nichts ist für eine Forschung so wichtig wie eine gute Theorie!

Literatur

Bachelard, G. (1974): Epistemologie, Frankfurt/M./Berlin/Wien.

Böhme, G. (1995): Atmosphäre, Frankfurt/M.

Bourdieu, P. (1970): „Strukturalismus und soziologische Wissenschaftstheorie", in: Soziologie der symbolischen Formen, Frankfurt/M. 1980.

-:(1985): Sozialer Raum und Klassen. Lecon sur la Lecon, Frankfurt/M.

-:(1991): Soziologie als Beruf. Wissenschaftstheoretische Voraussetzungen soziologischer Erkenntnis, Berlin/New York.

Canguilhem, G. (1979): Wissenschaftsgeschichte und Epistemologie, Frankfurt/M.

Dunger, Chr. (2010): „Qualitative Analysemethoden im Fokus I. Framework Analysis", in: Z Palliativmedizin (12/2010).

Flick, U. et al. (Hg.)(2003): Qualitative Forschung, Reinbek bei Hamburg.

Foucault, M. (1977): Die Ordnung des Diskurses, Frankfurt/M./Berlin/Wien.

Gale, N. K./Heath, G./Cameron, E./Rashid, S./Redwood, S. (2013): "Using the framework method for the analysis of qualitative data in multi-disciplinary health research" in: BMC Medical Research Methodology (13/117).

Garfinkel, H. (1962): „Das Alltagswissen über soziale und innerhalb sozialer Strukturen", in: Arbeitsgruppe Bielefelder Soziologen (Hg.)(1973): Alltagswissen, Interaktion und gesellschaftliche Wirklichkeit, Reinbek bei Hamburg.

Goffman, E. (1961): Asyle, Frankfurt/M.

-:(1974): Das Individuum im öffentlichen Austausch, Frankfurt/M.

-:(1980): Rahmen-Analyse. Ein Versuch über die Organisation von Alltagserfahrungen, Frankfurt/M.

Husserl, E. (1984): Logische Untersuchungen II/I, Den Haag.

Kuckartz, U. (2012): Qualitative Inhaltsanalyse, Weinheim und Basel.

Ritchie, J./Spencer, L. (1994): "Qualitative data analysis for applied policy research", in: Bryman, A./ Burgess, R.G. (Hg.): Analyzing qualitative data, London: Routledge.

Smith, J./Firth, J. (2011): "Qualitative data analysis: the framework approach", in: Nursereseacher (18/2).

Schnell, M.W. (2005): „Entwurf einer Theorie des medizinischen Feldes", in: Ethik der Interpersonalität, Hannover 2005.

-:(2006): „Sprechen – warum und wie?", in: Zegelin, A./Schnell, M.W. (Hg.): Sprache und Pflege, Bern.

-:(2009): „Das medizinische Feld und der geistige Raum des Arztes", in: Bedorf, Th./Unterthurner, G. (Hg.): Zugänge. Ausgänge. Übergänge. Konstitutionsformen des sozialen Raums, Würzburg.

-:(2010): „Die Wissenschaftstheorie und das implizite Wissen", in: Erwägen.Wissen.Ethik (4/2010).

-:(2012): „Ethik der Interpersonalität in der Gesundheitsversorgung", in: Imago Hominis (2/2012).

Schnell, M.W./Heinritz, Ch. (2006): Forschungsethik, Bern.

Schnell, M.W./Schulz, Chr. (2010): „Der Experte und das Irrationale", in: Pflege & Gesellschaft (1/2010).

Schütz, A. (1971): Das Problem der Relevanz, Frankfurt/M.

Steinke, I. (2000): „Gütekriterien qualitativer Forschung", in: Flick, U. et al. (Hg.)(2003): Qualitative Forschung, Reinbek bei Hamburg.

Weber, M. (1991): Schriften zur Wissenschaftslehre, Stuttgart.

2 Was ist die Framework Analysis?

Christine Dunger/Martin W. Schnell

2.1 Einleitung

Die Framework Analysis ist eine epistemologisch pragmatisch geprägte, stark systematisierte Datenauswertungsmethode, die in den 1980er Jahren vom britischen National Center for Social Research (NatCen) entwickelt wurde. Ziel des NatCen war es, eine möglichst große Transparenz der Auswertung sowie eine hohe Validität der Ergebnisse qualitativer Studien zu erreichen. Besonders für angewandte oder gesundheitspolitisch bedeutsame qualitative Studien, bzw. deren Nutzer, sind diese Kriterien von hoher Bedeutung (Pope 2000). Die strukturierte Organisation der Daten sowie deren Analyse im Framework setzen an der angestrebten Nachvollziehbarkeit an und begegnen damit einer oft formulierten Kritik an qualitativer Forschung (Lamnek 2005).

Die Framework Analysis erfreut sich – auch aufgrund ihrer guten Anwendbarkeit – zunehmender Beliebtheit in qualitativen Studien und im Rahmen von triangulierten oder Mixed Methods Designs (vgl. z. B. Gale et al. 2013; Ward et al. 2013). Sie hat in ihrer Systematik einige Gemeinsamkeiten mit Verfahren der Inhaltsanalyse (z. B. nach Mayring oder nach Kuckartz) und dem thematischen Kodieren (Fringer 2013) bzw. der „Thematic analysis" (Braun & Clarke 2006; Smith & Firth 2011). Jedoch bleibt die Framework Analysis stärker im Text, d.h. den Originaldaten verankert.

Begrifflich erinnert die Framework Analysis an die im deutschen Wissenschaftsraum verwendete Rahmenanalyse nach Erving Goffman (Goffman 2000), die jedoch ein soziologisches Analysekonzept von Organisationsprinzipien des Alltags darstellt. Sie kann einen festgelegten theoretischen Hintergrund für die Datenorganisation und -analyse bieten, ist jedoch als eigenständiger Ansatz von der hier vorgestellten Methode der Datenorganisation nach Framework Analysis abzugrenzen. Verschiedene Autoren verweisen so auch darauf, dass die Verwendung der Bezeichnung „Framework Approach" irreführend sein kann, da es sich um ein Instrument für die Datenanalyse handelt und nicht um eine bestimmte „Forschungsschule", die per se mit diversen theoretisch-philosophischen Vorannahmen verbunden ist (Ormston et al. 2014, S. 21; vgl. zu weiterer Einordnung der Framework Analysis Kap. 1).

Im qualitativen Forschungsprozess sind die Entscheidungen zur Kategorienfindung und der (vorübergehenden) Unterkategorienfindung zentral. Sie müssen aus dem Forschungskontext sowie den Originaldaten begründet werden. Gleiches gilt für entstehende Verknüpfungen zwischen Kategorien. Im Prozess der *Framework Analysis* sind insbesondere zwei Schritte zur Kategorienfindung herauszustellen:

1. Themenmatrix
Die erste Kategorienfindung zu Auswertungsbeginn ist richtungweisend. Sie sollte offen sowie dicht an den Originaldaten erfolgen. Dabei können mehr Kategorien entstehen, als die endgültige Version zur Bildung der thematischen Charts beinhaltet. Während der Entwicklung übergeordneter Kategorien werden sie angepasst, zugeordnet und damit reduziert.

2. Framework
Zur Erstellung der ersten thematischen Charts ist eine gute Vertrautheit mit den Daten und Klarheit über die grundlegende Zuordnung der Kategorien notwendig. Auch zu diesem Zeitpunkt sind die Kategorien noch nicht endgültig festgelegt, jedoch sollten in der weiteren Analyse nur noch wenige Änderungen auf der Kategorienebene notwendig sein. Eine Rückkopplung an eine Peergroup und die Reflexion dieses Prozessschrittes sind besonders wichtig.

Grundsätzlich gilt, dass bis zur Erstellung des endgültigen Frameworks festgelegte Themen oder Kategorien abgeändert, zusammengelegt, hinzugefügt oder aber gelöscht werden, wenn sich die Begründung hierfür aus den Daten ergibt.

2.2 Vorgehensweise

2.2.1 Grundlagen

Die *Framework Analysis* ist auf verschriftlichte Daten anwendbar, die bspw. in Form von Transkripten von Interviews, Gruppendiskussionen oder Beobachtungen vorliegen können (Ritchie 2005). Ritchie et al. teilen den gesamten Prozess in sechs Schritte: Vertraut machen (Engl.: *familiarisation*), Identifizieren wiederkehrender und wichtiger Themen (Engl.: *identify recurring and important themes*), Indexieren (Engl.: *indexing*), strukturierte Darstellung/Entwicklung der Charts (Engl.: *charting*), Analyse (Engl.: *analysing*) und Interpretation (Engl.: *interpretation*) (Ritchie 2005).

Diese Schritte dienen, wie bereits erwähnt, der Datenorganisation und ermöglichen eine transparente Analyse. Sie stellen jedoch keinen theoretischen Rahmen zur Verfügung, der die Analyse und Interpretation der Daten leitet. Dieser Rahmen ist im Kontext der jeweiligen Forschungsfrage selbst zu wählen und zu begründen.

Diese nicht theoriegeleitete, pragmatische Herangehensweise ist einerseits ein Vorteil, da Debatten über epistemologische und ontologische Fundamente von Forschungsmethoden bzw. Methodologien oftmals dazu führen, dass die Relevanz der Robustheit und Nachvollziehbarkeit des Vorgehens in den Hintergrund geraten (Smith & Firth 2011, S. 53). Zugleich stellt es eine Herausforderung dar, einen passenden theoretischen Rahmen zu identifizieren, anzuwenden und/oder Grundannahmen zu reflektieren. Ormston warnt in diesem Zusammenhang davor, dass ein solch verwendetes Vorgehen, welches sich auf verschiedene wissenschaftstheoretische Traditionen bezieht, nicht zu der Schlussfolgerung führen darf, dass dem wissenschaftlichen Vorgehen somit keine theoretischen und philosophischen Annahmen zu Grunde liegen würden. (Ormston et al. 2014, S.21).

In der in Kapitel 3 nach Framework Analysis durchgeführten Beispielanalyse innerhalb der Studie „30 Gedanken zum Tod" stellt das Konzept des Todes von Jankélévitch (2005), das den Tod im Licht der drei Singularpersonen Ich, Du, Er/Sie/Es erschließt, den theoretischen Rahmen dar. Das Konzept des Todes nach Jankélévitch entspringt dabei einem existenzphilosophischen Hintergrund, während die durchgeführte Framework Analysis eine pragmatische Analysemethode darstellt.

2.2.2 Analyseschritte

Die Analyseschritte werden folgend anhand eines Beispiels aus der in Kapitel 3 vorgestellten Studie beschrieben. Die Beispiele stammen aus der Analyse der Betroffenen.

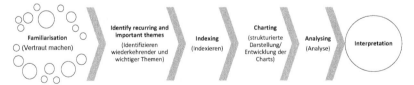

Abbildung 1:   Verlauf der Framework Analysis

1) Vertraut machen

Ziel des ersten Schrittes der Analyse ist, sich das Material zu Eigen und vertraut zu machen. Um dieses zu erreichen, muss das Material wiederholt gelesen werden. In diesem Vertrautwerden liegt die Basis der gesamten Analyse. Das gilt besonders, wenn die Daten von einer anderen Person erhoben wurden, d.h. der erlebte Zugang zum Material fehlt. Der Forscher erlangt in dieser ersten Phase wichtige Informationen über die Teilnehmer und die Interviewsituation.

In der vorliegenden Arbeit war ein Vertrautmachen mit den Daten besonders wichtig, da die Interviews nicht durch ein und dieselbe Person geführt und ausgewertet wurden. Die Transkription der Audioaufnahmen, die der eigentlichen Analyse vorangestellt ist, war somit der erste Kontakt der auswertenden Forscherinnen mit den Daten. Die Interviews wurden nach den einfachen Transkriptionsregeln nach Dresing und Pehl (Dresing & Pehl, 2013) transkribiert.

Die Transkripte wurden im Anschluss mehrmals gelesen. Schließlich konnten den einzelnen Interviews Überschriften zugeordnet werden, die in einer kurzen Zusammenfassung begründet wurden. Als Beispiel werden hier Titel und Zusammenfassung eines Interviews gezeigt.

Tod ist Ende der individuellen Möglichkeiten und Beginn eines ungewissen Weges.
Die Teilnehmerin erlebt nach der Operation an einem Tumor im Traum ihren eigenen Tod. Diese Erfahrung bezeichnet sie als schmerzhaft, da sie noch nicht so weit ist zu sterben. Sie hat noch Lebensziele, die sie im Tod nicht mehr erreichen kann. Unter anderem möchte sie ihren Sohn noch aufwachsen sehen. Angst vor dem Tod kommt daher, dass man sich auf eine Reise begibt, die man nur einmal und alleine antritt.

Box 1:   Beispielhafte Zusammenfassung mit Titel

In einem weiteren Schritt wurde für jedes Interview eine Tabelle angelegt, in der die wesentlichen Teilnehmeraussagen stichpunktartig gesammelt werden konnten. Als Beispiel wird hier ein Auszug einer Tabelle dargestellt. Zur Wahrung der Anonymität wird die Teilnehmerbezeichnung nicht aufgeführt.

Tabelle 1: „Vertraut machen" mit einem Interview (Auszug)

Person/Geschichte des Teilnehmers	Kernaussagen	Themen
- Immigrant (aus dem europäischen Ausland) Eltern wollten nachkommen, dazu ist es aber nicht gekommen - diverse Jobs ausgeübt bis zur Selbstständigkeit - Tumorerkrankung - gläubig	- Heimat ist, wo die Leute/Umgebung ihm gut tun - mehrere Umzüge als Kind; Ausbildung begonnen, diese für die Auswanderung in die BRD abgebrochen - Sprache zu lernen war ihm am wichtigsten - viel Unterstützung beim Schritt zur Selbstständigkeit - schönste Zeit im Leben war die erste Zeit in der BRD (19.-28. Lj)	- Erkrankung und Behandlung - anderen etwas mitgeben mit Interview - Situation vor Diagnose - unerklärliches Bauchgefühl - als Notfall ins Krankenhaus - Diagnosestellung - Erleben und Reaktion - Erklärung der OP durch einen Arzt - Glaube an verbleibende Lebensdauer abhängig vom Allgemeinzustand - Müdigkeitssyndrom - ...

Bereits in dieser ersten Phase der Analyse, dem Vertrautmachen mit den Daten, wurden Memos angefertigt. Diese dienten der Dokumentation von Auffälligkeiten, Ideen oder Verknüpfungen, aber auch der Offenlegung und Reflexion von Vorannahmen. In allen weiteren Schritten wurde das so beibehalten.

2) Identifizieren wiederkehrender und wichtiger Themen
Im Anschluss an den ersten Analyseschritt gilt es, sich wiederholende Themen innerhalb der Interviews, aber auch über einzelne Interviews hinweg zu identifizieren. Die Bedeutung der Zusammenarbeit in einer Peergroup wird hier das erste Mal deutlich, da Mit-/Co-Forschende durch die gemeinsame Arbeit an den Texten wichtige Unterstützung leisten.

Aus den wiederkehrenden Themen lassen sich zudem Schlüssel- und Unterthemen ableiten, die jeweils als Kategorie und Ausprägungen einander zugeordnet werden können.

In der vorliegenden Studie konnten die zuvor angelegten Tabellen (s.o.) zu den Interviewaussagen genutzt werden, um eine entsprechende Identifizierung und Gruppierung vorzunehmen. Ähnliche Themen wurden zusammengefasst und, wenn nötig, mit Überschriften betitelt (bspw.: *Angst, Schmerzen* und/oder *Halluzinationen* = *Symptomlast; Tod ist endgültig, Ende des irdischen Lebens, als Ende von allem,* u.s.w. = *Tod als Ende*). So entstanden Schlüsselthemen, bzw. erste Kategorien, denen Ausprägungen als Unterthemen zugeordnet waren. So entstand die erste, vorläufige Themenmatrix, die im Anschluss aufgezeigt wird.

Tabelle 2:   Erste Schlüssel- und Unterthemen

Schlüsselthemen	Unterthemen		
1. Alter bei Versterben	a.	gelebtes Leben	
	b.	eigens Alter/Nähe	
2. Beziehung zu Verstorbenen	a.	lebende Menschen	
	b.	Mensch/Tier	
3. Erkrankung			
4. etwas Gutes aus der existenziellen Situation ziehen			
5. existenzielle Situation			
6. Kraftquellen	a.	soziales Umfeld	
7. professionelles Personal			
8. Sonstiges			
9. Spiritualität (Sinngebung)	a.	Verwandlung/Übergang	
	b.	nicht wissen, was kommt	
	c.	Seele	
	d.	Ungewissheit	
10. Sterben	a.	Tod ist plötzlich/unerwartet	
	b.	Angst vor eigenem Tod/Sterben	
	c.	Art des Sterbens	
	d.	Tod als Erlösung	
11. Tod	a.	Tod ist natürlich/unvermeidbar	
	b.	Endlichkeit des Lebens	
	c.	Erinnerungen an den Verstorbenen bleibt	
	d.	Tod als Ende	
12. Tod der Anderen	a.	Erfahrung und Erleben	
	b.	1. Begegnung und Bedeutung	
	c.	Anzahl und deren Bedeutung	
13. Tod ist individuell			
14. Tod ist nicht nachvollziehbar			
15. Umgang mit Tod	a.	Akzeptanz des Todes	
	b.	Verdrängung des Todes	
	c.	Gespräche über den Tod/Verstorbene	
16. Veränderungen durch existenzielle Situation	a.	sozial (soziales Umfeld)	
	b.	psychisch	
	c.	physisch	

Für alle Kategorien konnte zudem kenntlich gemacht werden, welche Teilnehmer sie in welchem Abschnitt des Interviews bezeichneten. Auch in diesem Analyseschritt fand ein ständiger Austausch in der Forschungsgruppe statt.

3) Indexieren

In diesem Schritt der Analyse werden die identifizierten Themen bzw. Kategorien und Unterkategorien der Themenmatrix mit Originalzitaten hinterlegt. Dafür werden alle Transkripte durchgegangen und Zitate zugeordnet. Eine doppelte Zuordnung von Textstellen und auch die Anpassung der Themenmatrix sind dabei möglich.

Eine Änderung kann nötig sein, wenn deutlich wird, dass z. B. scheinbar wichtige Zitate nicht untergebracht werden können oder Überthemen breiter gefasst werden sollten. Auch eine Umsortierung von Ausprägungen zu anderen Schlüsselthemen ist möglich.

In der vorgestellten Studie wurde für diesen Schritt MAXQDA 11® genutzt. Die Tabelle 2.4 zeigt den endgültigen Leitfaden, der für den nächsten Schritt der Framework Analysis genutzt werden konnte.

Tabelle 3:   Endgültiger Themenleitfaden

Schlüsselthema	Unterthema
Der TOD Anderer	Erinnerungen
	1. Begegnung und Bedeutung
	Anzahl und deren Bedeutung
	Erfahrung und Erleben
	Beziehung zu Verstorbenen und eigenes Alter/Nähe
	Art des Sterbens
Umgang mit Tod und Sterben	Angst vor eigenem Tod/Sterben
	etwas Gutes aus der exist. Sit. ziehen
	Endlichkeit des Lebens
	Akzeptanz des Todes
	gelebtes Leben
	Veränderungen durch exist. Sit.
	Gespräche über den Tod/Verstorbene
	Verdrängung des Todes
Eigene ENDLICHKEIT/ eigene TODESERFAHRUNG und Umgang damit	Erkrankung
	existenzielle Situation
	Erfahrung und Erleben
	Kraftquellen
	soziales Umfeld
	in Erinnerung weiterleben
STERBEN	Sterben
	sozial (soziales Umfeld)
	physisch
	psychisch
GLAUBE	Seele
	Spiritualität (Sinngebung)
	nicht wissen was kommt
TOD	Tod als Ende
	Tod als Erlösung
	Tod ist individuell
	Tod ist natürlich/unvermeidbar
	Tod ist nicht nachvollziehbar
	Tod ist plötzlich/unerwartet
	Tod als Verwandlung/Übergang
	Tod betrifft alle (Mensch/Tier)
SONSTIGES	

4) Strukturierte Darstellung/Entwicklung der Charts

Ziel dieses Schrittes der Framework Analysis ist die Erstellung des endgültigen Frameworks. Das Vorgehen erfolgt in drei Unterschritten:

1. Festlegen der Themen/Kategorien für die tabellarische Zusammenfassung. Die Themen der weiteren Auswertung konnten dem bereits erstellten Themenleitfaden (Tabelle 2) entnommen werden. Er dient somit als Grundlage, um die thematischen Charts zu erstellen.

2. Erstellen der thematischen Charts.
   Dafür wird für jedes Schlüsselthema jeweils eine Tabelle angelegt. Die Unterthemen bilden die Spalten. Auch eine Spalte *Sonstiges* ist anfangs noch möglich. Den Teilnehmern wird jeweils eine Zeile zugeordnet, in die die Zitate zugeordnet werden können.
   Die Zitate werden anschließend, ähnlich einer Paraphrasierung, sinngemäß zusammengefasst. Sowohl für die Spalten, als auch die Zeilen gibt es eine Möglichkeit der Zusammenfassung aller Angaben. Beispielhaft wird hier die Einteilung des Charts *Glauben* (Tabelle 3) gezeigt. In dieser Art entstanden mehrere thematische Charts.

Tabelle 4: Darstellungsbeispiel eines thematischen Charts

Glaube				
	Seele	**Spiritualität (Sinngebung)**	**nicht wissen, was kommt**	**Zusammenfassung**
Teilnehmer 1 (Alter, Geschlecht, usw.)	Zitate bzw. sinngemäße Zusammenfassung des einzelnen Teilnehmers	Zitate bzw. sinngemäße Zusammenfassung des einzelnen Teilnehmers	Zitate bzw. sinngemäße Zusammenfassung des einzelnen Teilnehmers	
Teilnehmer 2 (Alter, Geschlecht, usw.)	...	...	...	
...	...	...	...	
Zusammenfassung				

3. Zusammenfassen aller Charts zu einem zentralen Chart.
   Die Entwicklung der Charts endet mit dem zentralen Chart. In diesem werden, demselben Aufbau folgend, zu allen Kategorien die Zusammenfassungen der einzelnen Teilnehmer aus den thematischen Charts aufgegriffen. Somit stellt das zentrale Chart eine Zusammenfassung der bisherigen themenbasierten Kategorienentwicklung dar.

Das gesamte Framework besteht schließlich aus den thematischen Charts und einem zentralen Chart. Es schließt die Datenorganisation, im Sinne einer Reduktion und Strukturierung, ab. Die Darstellung demographischer Daten und der in der deskriptiven Analyse entwickelten Kategorien in einem zusammenfassenden zentralen Chart ist für die weitere Analyse und Interpretation vorteilhaft, jedoch nicht zwangsläufig nötig.

Die darauffolgenden Schritte beinhalten die Analyse und Interpretation der vorliegenden Daten. Das Framework kann fallspezifisch (innerhalb eines Interviews, kategorienübergreifend) oder aber thematisch (innerhalb einer Kategorie, interviewübergreifend) betrachtet werden, um Verbindungen zwischen Themen zu finden, Typologien oder Konzepte zu definieren sowie die Dimensionen eines Phänomens zu beschreiben (Ritchie 2005).

Durch diese verschiedenen Möglichkeiten der weiteren Analyse wird die Framework Analysis der Komplexität des jeweiligen Forschungsgegenstandes (Galuschko 2009) gerecht. Zugleich ist zu beachten, dass diese Fokussierungen nicht ohne theoretische Grundannahmen möglich sind (s.o.).

5) Analyse
Die thematische Analyse und Gruppenanalyse findet im Sinne einer weiteren Abstraktion statt. Klassifizierungen über den Einzelfall hinweg sollen identifiziert, Verbindungen zwischen auftretenden Themen beschrieben und die Dimensionen der Kategorien dargestellt werden.

Neben den Zusammenfassungen im zentralen Chart wurden in der vorliegenden Studie „Begriffe und Themen" gesammelt, die im Rahmen des Analyseprozesses auftraten. Diese dienten bspw. in der Analysephase als Anhaltspunkt, um übergreifende Aspekte der Fragestellung zusammenzustellen. Hilfreich war auch die bildliche Darstellung möglicher Verbindungen zwischen den Kategorien, Unterkategorien und Begriffen. Die dadurch offensichtliche Differenzierung ermöglichte eine klare Darstellung von Gemeinsamkeiten und Unterschieden zwischen den Kategorien. Deutlich wurde jedoch auch, wie unterschiedlich einige Kategorien von den Teilnehmern wahrgenommen bzw. definiert wurden.

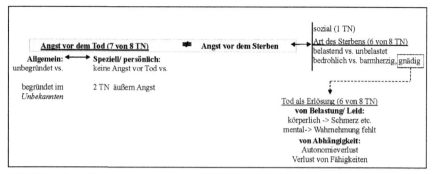

Abbildung 2:   Grafische Darstellung im Analyseprozess (Beispiel)

Diese konzeptionelle Arbeit unter Nutzung des Frameworks, von Schaubildern oder von Grafiken ist die Vorbereitung für die Interpretation, die in Schritt 6) aufgezeigt wird. Zugleich gehen diese Schritte ineinander über.

6) Interpretation

Im letzten Schritt *Interpretation* sollen Phänomene und/oder Typologien generiert und begründet werden. Dafür werden Vergleiche zwischen den Teilnehmern und ihrem Gesagten gezogen, aber auch theoretische Grundannahmen einbezogen.

Das Vergleichen der Teilnehmer anhand des gesamten Frameworks, der Analyseergebnisse und theoretischer Annahmen führt u.a. dazu, dass

- die Erlebnisse und Erfahrungen der Teilnehmer einbezogen werden,
- die unterschiedlichen Ausprägungen der Kategorien identifiziert werden,
- die Kategorien, die in Verbindung miteinander stehen oder sich beeinflussen, identifiziert werden,
- in der Analyse entstandene Schaubilder erweitert werden können.

In einem Prozess geht der Forscher nach dem Identifizieren von Verknüpfungen zurück zu den Beschreibungen der Teilnehmer. Dabei können Verbindungen bestätigt und neue herausgefunden werden, die aufgenommen werden. Danach wiederholt sich der Schritt erneut, bis keine neuen Zusammenhänge mehr erkannt werden. Auch die kontinuierlich angefertigten Memos können an dieser Stelle zur Unterstützung genutzt werden.

In der vorliegenden Studie wurden im Rahmen dieses Prozesses die herausgearbeiteten Themen aufgelistet und mögliche Zusammenhänge untereinander sowie mit der grafischen Darstellung durch Pfeile gekennzeichnet. Dabei halfen auch theoretische Annahmen und Konzepte (siehe Kapitel 3), die Begriffsdefinitionen und mögliche Verbindungen nahelegten. Nachdem ein Zusammenhang identifiziert wurde, konnte im Datenmaterial geprüft werden, ob und in wie weit dieser bei den Teilnehmern zu finden war.

2.3 Praktische Hinweise

Die *Framework Analysis* ist stärker strukturiert als andere qualitative Methoden und erlaubt es, sich auch quantitativer Darstellungen einzelner Aspekte (Ritchie 2005) zu bedienen. Ihre Anwendung ist hilfreich, um das Datenmaterial zu ordnen, handhabbar zu machen und zusammen zu fassen.

Die Zielsetzung, neben einer Validität der Ergebnisse, ein hohes Maß an Objektivierung der Auswertung zu erreichen, bringt eine in der qualitativen Sozialforschung ungewöhnliche Perspektive mit sich. Dieser Orientierung an den Anforderungen politischer Entscheidungsträger und -instanzen ist die Forderung nach Gütekriterien zur Qualitätssicherung der Datenanalyse zuzuordnen. Neben der Einhaltung allgemeiner qualitativer Gütekriterien (Haas-Unmüßig 2010, Steinke 20007) (bspw. Angemessenheit der gewählten Methode, Intersubjektivität, oder Selbstreflexion), stehen besonders die Transparenz sowie Nachvollziehbarkeit der Analyse mit einer starken empirischen Verankerung im Fokus.

Es überrascht nicht, dass sich der Gebrauch einer Analyse-Software anbietet. Sowohl MAXQDA®, als auch NVivo® sind Beispielanwendungen, die sich für das strukturierte Vorgehen gut eignen. Sie bieten Extras, die die Arbeitsschritte erleichtern (Memofunktionen, Anfertigen von Grafiken, leichtere statistische Berechnungen, Anzeigen der Daten als Chart, Auswerfen der kodierten Themenmatrix als Tabelle, die leicht zu einem Chart umformatiert werden kann, usw.)

Als vorteilhaft wird auch erwähnt, dass durch den ersten Schritt des *Vertrautwerdens* mit den Daten, Datenerhebung und -auswertung von verschiedenen Personen durchgeführt werden können (Ritchie 2005). Eine Analyse der zuvor erhobenen Daten durch andere Forscher, die gerade nicht das Kontextwissen des Interviewers haben und nicht aktiv (Galuschko 2009) daran teilgenommen haben, stellt somit kein Problem dar.

Durch die strukturierte Darstellung erleichtert die Framework Analysis es zudem, Unterschiede und Vergleiche zwischen Kategorien oder Fallgruppen zu ziehen. Somit ist die Analyse nicht nur auf eine der beiden Dimensionen beschränkt, sondern erlaubt das Herstellen von Beziehungen zwischen bspw. Kontextfaktoren, Symptomkomplexen und Lebensqualität.

Das strukturierte Vorgehen ist besonders für unerfahrene Forscher hilfreich, da es viel Orientierung und Sicherheit gibt. So steht zum Schluss ein Framework zur Verfügung, das analysiert werden kann. Zugleich ist das Wissen des Forschers durch die kontinuierliche Arbeit in den Datensätzen jedoch auch so groß, dass vertiefende, interpretative Analysen ebenso möglich sind, wie rein beschreibende. Der Schwierigkeitsgrad der Framework Analysis erhöht sich jedoch dadurch, dass die theoretische Auseinandersetzung und Reflexion durch die pragmatische Herangehensweise nicht erspart bleibt, sondern bewusst, je nach Fragestellung extra geleistet werden muss.

Literatur

Braun, V., & Clarke, V. (2006). Using thematic analysis in psychology. Qualitative research in psychology, 3(2), 77-101.

Dresing, T., & Pehl, T. (2013). Praxisbuch Interview, Transkription & Analyse. Anleitungen und Regelsysteme für qualitativ Forschende. (5. Aufl.). Marburg.

Fringer, A. (2013). Qualitative Datenanalyse: Coding versus Inhaltsanalyse. Pflege, 26(4), 281-282.

Gale, N. K., Heath, G., Cameron, E., Rashid, S., & Redwood, S. (2013). Using the framework method for the analysis of qualitative data in multi-disciplinary health research. BMC Medical Research Methodology, 13(117).

Galuschko, M., Karbach, U. (2009). Überblick über qualitative Forschungsmethoden. Zeitschrift für Palliativmedizin. 10, 9-10.

Goffman, E. (2000). Rahmen-Analyse. Ein Versuch über die Organisation von Alltagserfahrungen. Suhrkamp Verlag KG

Haas-Unmüßig, P., Schmidt, C. (2010). Der Diskurs zu den Gütekriterien der qualitativen Forschung. Pflege. 2, 109 – 118.

Jankélévitch, V. (2015): Der Tod, Berlin.

Lamnek, S. (2005). Qualitative Sozialforschung: Lehrbuch. Beltz Psychologie Verlags Union.

NatCen Social Research. Framework analysis in NVivo: What is Framework? Abgerufen am 6.4.2016, unter http://www.natcen.ac.uk/our-expertise/methods-expertise/qualitative/framework/

Ormston, R., Spencer, L., Barnard, M., & Snape, D. (2014). The Foundations of Qualitative Research. In: J. Ritchie, J. Lewis, C. McNaughton Nicholls & R. Ormston (Hrsg.), Qualitative Research Practice: A Guide for Social Science Students & Researchers. (2. Aufl.S. 1-25). Los Angeles, London, New Delhi, Singapore, Washington DC: Sage.

Pope, C., Ziebland, S., Mays, N. (2000). Qualitative research in health care. Analysing qualitative data. BMJ. 320, 114-116.

Ritchie, J., Lewis, J. (2005). Qualitative Research Practice. A Guide for Social Science Students and researchers. Sage Publikations.

Smith, J., & Firth, J. (2011). Qualitative data analysis: the framework approach. NURSE RESEARCHER, 18(2), 52-62.

Steinke, I. (2000). Gütekriterien qualitativer Forschung. In: Flick U, Kardorff E von, Steinke I. (2000). Qualitative Forschung. Ein Handbuch. Rowohlt Taschenbuch, 319-331.

Ward, D. J., Furber, C., Tierney, S., & Swallow, V. (2013). Using Framework Analysis in nursing research: a worked example. J Adv Nurs, 69(11), 2423-2431.

3   30 Gedanken zum Tod

Christine Dunger/Anna-Henrikje Seidlein/
Manuela Schallenburger/Franziska Roshangar/
Christian Schulz-Quach/Martin W. Schnell

Das folgende Kapitel stellt eine Studie vor, deren Datenauswertung mittels Framework Analysis durchgeführt wurde. Eine wissenschaftstheoretische Einordnung dieser Methode wurde bereits in Kapitel 1 unternommen. Eine Vorführung der Methode ist in Kapitel 2 erfolgt. Der Fokus der nun folgenden Darstellung liegt auf der Kontextualisierung der Auswertungsmethode innerhalb eines Forschungsprojektes und der Diskussion der durch die Framework Analysis erreichten Forschungsergebnisse.

3.1   Einleitung

Der Tod ist für den Menschen, wie für jedes andere Lebewesen, unausweichlich. Dennoch kann vermutlich niemand aus eigener Anschauung die Frage, wer oder was der Tod ist, befriedigend beantworten. Das liegt darin begründet, dass niemand den eigenen Tod erfahren und reflektieren kann, weil unser jeweiliges Ich, dass eine solche Reflexion leisten könnte, im Tod selbst verstirbt und daher kein Zeugnis über den Tod ablegen kann. Aus dieser Sachlage haben viele Forscher die Konsequenz gezogen, nicht mehr direkt nach dem *Was*, sondern eher nach dem *Wie* des Todes zu fragen. „Wie ist uns der Tod zugänglich?" Der Umweg über das Wie erscheint somit nötig, um indirekte Einblicke in das Was des Todes erlangen zu können.

Ein methodischer Zugang zum Tod muss laut Vladimir Jankélévitch drei Perspektiven voneinander unterscheiden: „der Tod in der dritten, in der zweiten und in der ersten Person" (Jankélévich 2005, 34). Alle drei Perspektiven erschließen den Tod jeweils anders und daher auch andere Seiten des Todes, welche auch schon in der Vergangenheit in Philosophie und Psychologie thematisiert worden sind. Das hier vorliegende Forschungsprojekt zum Tod basiert auf den Annahmen und Überlegungen der Existenzphilosophie, auf deren Vertreter in der Folge eingegangen wird.

Der Tod in der dritten Person ist der unpersönliche Tod. Der Philosoph Martin Heidegger widmet dieser Perspektive die Aufweisungen der Macht des Man. Das Man regelt die Welt- und die Daseinsauslegung und damit auch, wie man sich zum Tod zu verhalten hat. Früher war der Tod ein öffentliches Tabu, heute ist es nicht mehr so. Man spricht über den Tod. Es gibt Experten, wie Politiker, Juristen, Theologen, Philosophen, Künstler, Journalisten, die über den Tod in unserer Gesellschaft sprechen und ihn dadurch (mit)definieren.

Der Tod in der zweiten Person ist der Tod des Anderen. Heidegger sieht dafür die Perspektive der ehrenden Fürsorge vor. Levinas spricht von einer Verantwortung für den Tod des Anderen. Es gibt viele Begleiter, die Personen an deren Lebensende versorgen und die den Tod in gewissen Hinsichten diagnostizieren. Zu ihnen gehören Ärzte, Rettungsassistenten, Polizisten, Rechtsmediziner, Tatortreiniger und Bestatter.

Der Tod in der ersten Person ist der eigene Tod. Heidegger spricht grundsätzlich von einem Sein zum Tode, das sich darin bemerkbar macht, dass der Tod das Dasein als einzelnes beansprucht und ihm seine Unvertretbarkeit vor Augen führt. Damit ist jeder von uns gemeint und an sich selbst verwiesen. Die Auslegungen des Man werden häufig vom Dasein durchbrochen, wenn es alt ist und als Patient lebt.

3.2 Das Verbundprojekt „30 Gedanken zum Tod"

Im Ausgang von Jankélévitchs methodischer Unterscheidung zwischen den drei genannten Perspektiven, wurde ein vom Bundesministerium für Bildung und Forschung (BMBF) gefördertes Verbundprojekt mit dem Titel „30 Gedanken zum Tod" durchgeführt. Es konnte dazu beitragen, dass in unserer Gesellschaft öffentlich über den Tod in einer freien und zugleich in einer demokratieverträglichen Art und Weise debattiert wird. Erfahrungen und Expertisen, die für den gesellschaftlichen Diskurs und für jede individuelle Person höchst wichtig sind, wurden zum Ausdruck gebracht.

Der Diskurs besteht darin, dass je 10 Personen eines bestimmten Erfahrungshorizontes zum Tod interviewt wurden:

- jene, die den Tod in unserer Gesellschaft als Experten definieren (z.B. Juristen, Politiker, Philosophen, Ethikräte etc.),
- jene, die den Tod im weitesten Sinne patientennah diagnostizieren (durch Ärzte, Pathologen, Seelsorger, Beerdigungsunternehmer, etc.) und
- schließlich diejenigen, die das Lebensende als Patienten bis zum Tod durchleben.

In den jeweiligen Interviews erhalten die Personen die Möglichkeit zu sagen und zu erläutern, was für sie der Tod ist und bedeutet. Auf diese Weise kann das Was des Todes indirekt thematisiert werden.

Während innerhalb des Vorgängerprojektes „30 junge Menschen sprechen mit sterbenden Menschen und deren Angehörigen" die Erfahrungen junger Menschen im Alter von 16 bis 22 Jahren zur Artikulation und Reflexion gebracht worden sind, sollten in „30 Gedanken zum Tod" somit die Sicht- und Handlungsweisen gesellschaftlicher Funktionsträger (Juristen, Politiker, Ärzte etc.) stärker im Mittelpunkt stehen (das Vorgängerprojekt ist dokumentiert in Band 4 der vorliegenden Buchreihe: Martin W. Schnell/Christian Schulz/Udo Kuckartz/ Christine Dunger: *Junge Menschen sprechen mit sterbenden Menschen. Eine Typologie*, Wiesbaden 2016.)

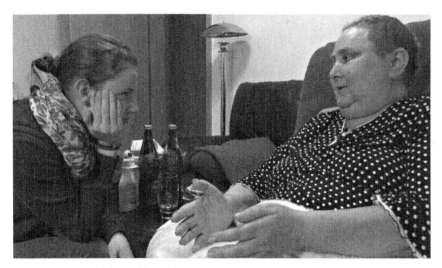

Abbildung 1a: 30 junge Menschen

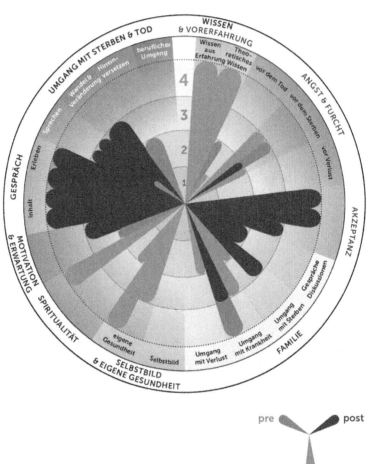

Abbildung 2b: 30 junge Menschen

3.2.1 Teilnehmerauswahl und Projektverlauf

Die drei in Anlehnung an Jankélévitch beschriebenen Singularpersonen wurden als Grundlage der Stichprobenauswahl genutzt. Sie sind jedoch als reversibel zu betrachten. Ein Experte ist jemand, der in der dritten Person über den Tod spricht. Da ein Experte aber auch ein Mensch ist, führt er auch eigene Gefühle (erste Person) an und ebenso Gedanken hinsichtlich der Fürsorge für nahestehende andere Personen (zweite Person). Die Perspektive der dritten Person ist bei einem Experten die Dominante unter den drei Singularpersonen. Eine solche Reversibilität mit Dominante findet sich auch bei Begleitern, die zunächst in der zweiten Person und auch bei Patienten, die hauptsächlich in der ersten Person auf den Tod bezogen sind.

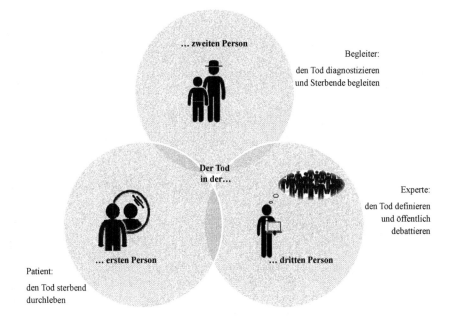

Abbildung 2:   Die drei Personen

Potentielle Teilnehmer wurden über gezielte Recherchen in Fachveröffentlichungen und den Medien, oder über den persönlichen Kontakt im Versorgungskontext identifiziert. Zudem nahmen im Laufe des Projektes einzelne Personen Kontakt zur Projektkoordination auf und bekundeten ihr Interesse an einer Teilnahme. Nach einer ausführlichen schriftlichen und mündlichen Aufklärung, stimmten die Teilnehmer der Mitarbeit an dem Projekt und der Nutzung ihrer personenbezogenen Daten zu. Darüber hinaus wurde für den Einsatz sozialer Medien eine Medienstrategie verwendet, die den Umgang mit komplizierten Einträgen oder schwierigen Diskurssituationen vorab regelte und Notfallkontaktdaten für den gesamten Förderzeitraum bereithielt.

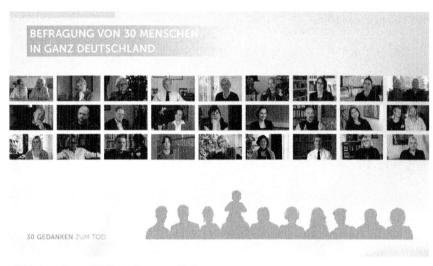

Abbildung 3:   30 Gedanken zum Tod

Im Anschluss begann die Zusammenarbeit innerhalb des Projektes, die aus dem benannten Interview und einem (gesonderten) Fototermin bestand. Die Interviews wurden gefilmt und im Internet veröffentlich (www.30gedankenzumtod.de). Das Fotoportrait einer jeden Person ist in einem Fotoband, der den Diskurs dokumentiert, publiziert worden (vgl.: Schnell/Schulz 2016). Der Schwerpunkt der Projektarbeit liegt folglich auf der Förderung und Multiplikation von Auseinandersetzung mit dem Diskursthema in sozialen Medien (Facebook, Twitter). Sie sind Basis des weiterführenden und andauernden Diskurses innerhalb der Gesellschaft.

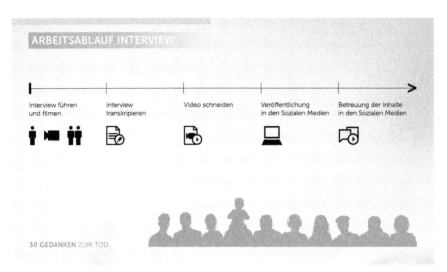

Abbildung 4:   Ablauf der Interviews

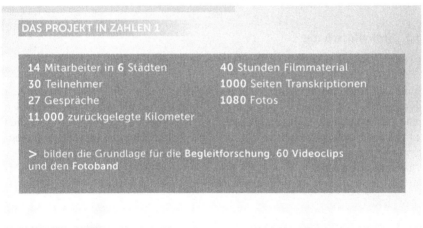

Abbildung 5:   Das Projekt in Zahlen

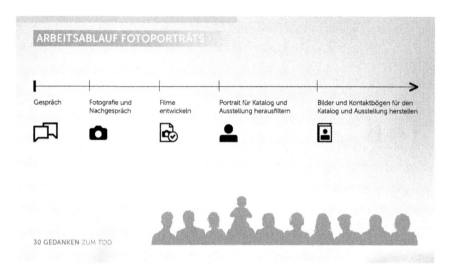

Abbildung 6:   Arbeitsablauf Fotoportraits

3.3 Begleitforschung

Christine Dunger/Christian Schulz/Martin W. Schnell

Innerhalb des beschriebenen Diskursprojekts wurde eine Begleitforschung durchgeführt. Während das Diskursprojekt darin besteht, dass die Probanden eine Artikulationsmöglichkeit erhalten, um ihre Vorstellung vom Tod öffentlich zu machen, damit potentiell jedermann diese Vorstellungen seinerseits kommentieren kann, wertet die Begleitforschung die Grundpositionen des Diskurses wissenschaftlich aus.

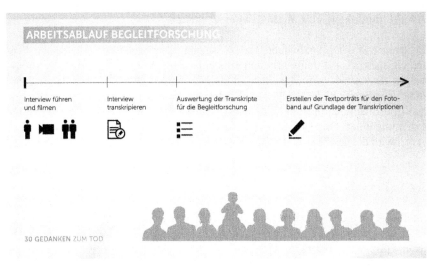

Abbildung 7:   Arbeitsablauf Begleitforschung

3.3.1 Die Begleitforschung folgt dem Diskursprojekt

Die Teilnehmer des Diskursprojekts wurden im Interview nach ihrer Einstellung zum und Erzählung über den Tod befragt. Dies sollte ihnen ermöglichen, unerwartete und interessante Perspektiven zur Geltung zu bringen, die professionelle, persönliche, existentielle und gesellschaftliche Aspekte enthalten. Alle Teilnehmer treten somit von sich aus nicht als reine Experten, Begleiter oder Patienten auf, sondern immer auch als Menschen.

Die Begleitforschung besteht in einer wissenschaftlichen Bearbeitung der 30 Interviews. Sie wurden mit der Methode der „Framework Analysis" (vgl. dazu Kapitel 1 und 2 der vorliegenden Publikation) ausgewertet. Das Ergebnis der Auswertung besteht in den Antworten auf die Frage „Was ist der Tod?".

3.3.1.1 Fragestellung der Begleitforschung

„Welche Vorstellung vom Tod artikuliert eine Person, die
a.) als Experte an der gesellschaftlichen geltenden Definition des Todes mitwirkt,
b.) als Begleiter sterbenden Menschen nahe ist,
c.) als Patient das eigene Lebensende auf den je eigenen Tod durchlebt?"
Die Begleitforschung gliedert sich gemäß den Teilnehmern in drei Teile.

3.4 Methodologie und methodisches Vorgehen

Entsprechend der Fragestellung und Zielsetzung der Begleitstudie sollte die Forschungsmethode die empirische Untersuchung der „Wirklichkeit", d.h. der Erfahrungen der interviewten Menschen ermöglichen (Flick 2000). Weil es der Begleitforschung somit um die durchlebten Erfahrungen und um die Expertise der Probanden geht, wurde ein qualitatives Design gewählt. Es werden problemzentrierte Interviews geführt. Diese sollen mittels der Framework Analysis ausgewertet werden. Dabei wird die nachfolgend beschriebene Methodologie zur Anwendung kommen.

3.4.1 Methodologie

Im Projekt wurden problemzentrierte Tiefeninterviews geführt. Tiefeninterviews können als besondere Form qualitativer Interviews angesehen werden. In einem offenen Gespräch versucht der Fragende, Bedeutungsstrukturierungen zu finden, die dem Befragten nicht bewusst sind. „Die Äußerungen des Befragten werden vor dem Hintergrund einer bestimmten theoretischen Vorstellung betrachtet" (Lamnek 2010, 24). Durch Sondierungsfragen des Fragenden werden die tiefer liegenden Ursachen und Motive versucht erkennbar zu machen (Thielscher/Kox/Schütte 2010).

Das problemzentrierte Interview (PZI) ist ein Verfahren, das den Gegensatz zwischen theoretischem Vorwissen und der notwendigen Offenheit qualitativer Verfahren aufzuheben versucht (Witzel 2000). Dies soll dadurch gelingen, dass das Gespräch zwar durch theoretische Konzepte strukturiert wird, jedoch immer Raum für narrative Anteile im Sinne einer Selbstauskunft der Teilnehmer bietet. Narrationen werden somit durch Dialoge ergänzt, die Resultat theoriegeleiteter Nachfragen sind.

Als Einstieg wird ein Kurzfragebogen verwendet, welcher die Sozialdaten (Anhang B) erfasst. Darüber hinaus sind einige Frageideen zur Einleitung einzelner Themenbereiche und eine vorformulierte Frage zum Gesprächsbeginn enthalten (Anhang B). Die Themenbereiche oder theoretischen Konzepte für den Leitfaden werden aus der entsprechenden Literatur entnommen (Witzel 2000).

Die Datenanalyse der qualitativen Interviews folgt dem Prozess der Framework Analysis, die folgende Arbeitsschritte beinhaltet:

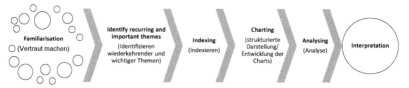

Abbildung 8:   Ablauf Framework Analysis

3.4.2 *Stichprobe und Feldzugang*

Die Anlage des Projektes bedingt, dass die Teilnehmer der Begleitstudie auch Teilnehmer des Diskursprojektes sind. Damit sind besondere forschungsethische Herausforderungen verbunden, auf die gesondert eingegangen wird (Kapitel 3.4.3.). Die Rekrutierung geschah innerhalb des Gesamtprojektes. In der Auswahl wurde auf die folgenden Kriterien geachtet. Ein- und Ausschlusskriterien:

- Voraussetzungen der Teilnehmergruppe (Experten, Begleiter, Patienten) müssen erfüllt sein,
- Studienteilnehmer sind Teilnehmer des Diskursprojektes,
- Teilnehmer müssen der deutschen Sprache mächtig sein,
- eine informierte Zustimmung muss gegeben sein.

Diese Kriterien schließen die Teilnahme von Personen aus, die nicht (mehr) in der Lage sind selbstständig eine informierte Zustimmung zu geben und/oder ein entsprechendes Gespräch zu führen. Von einem Ausschluss einer bestimmten Patientengruppe wird jedoch abgesehen. Eine kritische Betrachtung der Vulnerabilität der Teilnehmer folgt in Abschnitt 3.4.3.2.

3.4.3 *Forschungsethische Überlegungen*

In der Begleitstudie gelten die ethischen Grundsätze zur Wahrung der Menschenrechte in der medizinischen Forschung (Schnell/Heinritz 2006). Im Rahmen der forschungsethischen Überlegungen sind die Aspekte des Datenschutzes, der Vulnerabilität der Teilnehmer und die informierte Zustimmung (Informed Consent) genauer zu betrachten.

3.4.3.1 Datenschutz

Die Daten werden unter Einhaltung der gesetzlichen Bestimmungen zum Datenschutz durch die Forscher bearbeitet.

Es erfolgt eine Pseudonymisierung der durch die Interviews erhobenen Daten. So werden den Teilnehmern zunächst Pseudonyme zugewiesen. Die Pseudonymisierung der Interviewdaten wird unmittelbar bei der Transkription (Namen löschen) vorgenommen und die sichere, für Dritte unzugängliche Aufbewahrung des Materials garantiert. Eine darauffolgende vollständige Anonymisierung ist nicht möglich, da alle Probanden zugestimmt haben, dass die Vorstellungen vom Tod unter ihrem eigenen Namen im Internet veröffentlicht werden. Jedermann könnte von den Pseudonymen der Probanden, die diese innerhalb der Begleitforschung erhalten haben, durch Ansicht der Videofilme auf www.30gedankenzumtod.de die Klarnamen der Probanden entschlüsseln.

3.4.3.2 Vulnerabilität

Funktionsträger und Experten wie Ärzte, Juristen etc. gelten nicht als vulnerable Personen. Obwohl sie auch individuelle Personen sind und auch als solche im Diskurs auftreten sollen, kann ihnen zugemutet werden, über den Tod zu sprechen (Schnell/Heinritz 2006, 27f). Die zu interviewenden Patienten sind hingegen als vulnerable Personen anzusehen. Systematisch wichtig sind hierbei folgende Aspekte:

- Seit den Bemühungen von Elisabeth Kübler-Ross ist bekannt, dass Patienten ihr Lebensende dadurch leben und gestalten, dass sie kommunizieren und von sich und ihrer Situation sprechen.
- Psychologisch gilt, dass die Erschließung der Identität einer Person durch das Medium der Erzählung geschieht. Die Antwort auf die Frage, wer jemand ist, ist dessen Lebensgeschichte (Ricoeur 1985). Das Wort Lebensgeschichte ist dabei zweideutig: Es bezeichnet das erlebte und durchlebte Leben und zugleich das als Erlebtes und Durchlebtes aktiv und mündlich Erzählte (Tengelyi 1998). Es gilt, dass dieses Erzählen dem Erlebten und damit der Person Sinn verleiht! Man spricht in diesem Zusammenhang daher von einer sog. „narrativen Identität" (Schnell 1999). Diese Sichtweise hat sich inzwischen auch innerhalb der Biographiearbeit mit hochaltrigen Menschen etabliert (Schnell 2010).
- Eigene Forschungen konnten zeigen, dass Menschen am Lebensende von sich aus nicht wie passive Objekte versorgt werden möchten, sondern aktiv am Leben teilnehmen wollen. Sie erzählen von sich, nehmen als Sorgende an der Sorge um ihre gesunde Mitwelt teil und geben dadurch etwas. Dieses Geben ist ein Weitergeben und Hinterlassen im Zeichen des Abschieds (Schnell/Schulz/Kolbe/ Dunger 2013).
- Ein aktives Ansprechen des erwarteten Lebensendes ist nicht nur für das Abschied nehmen der Mitwelt von Bedeutung, sondern auch für die betroffene Person selbst. In der Palliativmedizin wird diese Einsicht im Rahmen der »Dignity Therapy« genutzt (Chochinov et al. 2006; Schnell/Schulz 2014).

3.4.3.3 Informierte Zustimmung

Die Teilnehmer wurden mittels eines Informationsschreibens im Vorfeld ihrer Teilnahme über Sinn und Zweck der Studie, sowie über die Vorgehensweise, die Auswertung und mögliche Veröffentlichung der Ergebnisse aufgeklärt (Anhang A). Diese Aufklärung erfolgte zudem noch einmal mündlich vor dem ersten Interview, wonach die Teilnehmer nochmals ebenfalls mündlich ihre Einwilligung gaben. Die Zustimmung zur Teilnahme konnte jederzeit und ohne Angabe von Gründen zurückgenommen werden, ohne dass für die Teilnehmer negative Konsequenzen zu befürchten waren. Neben Information und Einverständnis zu der Begleitstudie liegen ebenfalls die Unterlagen für eine Informierte Zustimmung zu dem BMBF-Projekt vor.

3.4.3.4 Schutz der Teilnehmer

Beim gesamten Vorgehen ist auf die mögliche Vulnerabilität der Teilnehmer Rücksicht genommen worden (s. Tabelle 1). Die Begleitstudie lag der Ethikkommission der Universität Witten/ Herdecke zur Prüfung vor und erhielt ein ethisches Clearing (Antrag Nr 54_2015).

Tabelle 1:   Vulnerabilität der Teilnehmer und Schutz vor negativen Folgen

Teilnehmer	Rekrutierung	Interviewort	Krisen-intervention	Bemerkung
1. Experten	deutschlandweit	nach Absprache	-	Die informierte Zustimmung wird am Telefon vorbereitet und vor dem Interview schriftlich eingeholt
2. Begleiter	deutschlandweit	nach Absprache	-	Die informierte Zustimmung wird am Telefon vorbereitet und vor dem Interview schriftlich eingeholt.
3. Patienten	Interdisziplinäres Zentrum für Palliativmedizin Düsseldorf, Hospiz im EVK Düsseldorf	nach Absprache	Angehörige, Ärzte, Psychologen sind anwesend	Die Information über das Projekt wird mündlich gegeben. Wenn die Probanden dazu bereit sind, wird die informierte Zustimmung schriftlich eingeholt. Eine Evaluation der Einwilligungsfähigkeit und ausreichender kognitiver und sprachlicher Fähigkeiten erfolgt durch das primäre Behandlungsteam.

3.4.4 Methodisches Vorgehen

Innerhalb des Projektes wurden problemzentrierte Tiefeninterviews geführt. Diese konnten mittels Framework Analysis ausgewertet werden. Nachfolgend werden Datenerhebung und Auswertung kurz exemplarisch beschrieben.

3.4.4.1 Datenerhebung

Tiefeninterviews können als besondere Form qualitativer Interviews angesehen werden. In einem offenen Gespräch versucht der Fragende, Bedeutungsstrukturierungen zu finden, die dem Befragten nicht bewusst sind (Lamnek, 2010; Thielscher, Kox & Schütte, 2010). Die Fragen- und Themenvorgaben von Leitfadeninterviews können unterschiedlich ausführlich oder knapp sein und dem Interviewer mehr oder weniger Freiheit in der Gestaltung der Fragen geben.

Da die Befragten frei antworten sollten ohne beeinflusst zu werden, wurden leitfadenunabhängige Aspekte, die sie in das Interview einbrachten, aufgegriffen

(Flick, Kardorff, Keupp, Rosenstiel, Wolff 2012, 1995). Durch die Einbindung fester Themenschwerpunkte bekamen die Interviews zudem einen themenzentrierten Charakter. Dieses Vorgehen ist, als Ergänzung der Struktur und Anwendungsart des Leitfadens, als problemzentriert zu bezeichnen. Beim problemzentrierten Interview nach Witzel wird versucht, sich einem Problembereich gesellschaftlicher Realität zu nähern. Der Forscher geht mit einem vorläufig bestehenden Konstrukt in das Interview, welches er versucht anhand der Äußerungen des Befragten zu modifizieren (Lamnek 2010).

Um sich im Projekt den inneren Vorstellungen vom Tod, die die Teilnehmer haben, zu nähern und dabei ihre persönliche besondere Situation der existenziellen Erfahrung mit einzubeziehen, wurde diese Art der Kombination der Interviewführung gewählt. Die Methode des Tiefeninterviews sollte dabei unterstützen, auf nicht bewusste Vorstellungen zu stoßen. Sterben und Tod werden, wie oben beschrieben, häufig verdrängt und nicht besprochen. Die Teilnehmer wurden oder werden mit ihrer eigenen Endlichkeit konfrontiert, so dass in ihrem Leben der Tod bewusst wird.

Die Themenzentrierung lag daher auf Sterben und Tod. Die Vorstellungen vom Tod der Teilnehmer sollten identifiziert werden. In den drei Teilnehmergruppen wurden dieselben Fragen zum Thema Tod und Vorstellungen darüber gestellt. So sollte eine Vergleichbarkeit der drei Gruppen und Ähnlichkeiten der Videos geschaffen werden. Für eine einheitliche Durchführung der Interviews befragte ein Forscher alle 30 Teilnehmer. Diese Person ist in Interviewführung und durch eine psychosomatische und palliativmedizinische Facharztausbildung in Kommunikation geschult.

3.4.4.2 Datenauswertung

Die Gruppe der Begleitforschung arbeitete mit Audioaufnahmen des nicht geschnittenen Interviews. Diese wurden für die Auswertung zunächst transkribiert und in die Analysesoftware MAXQDA® übertragen. Der bereits beschriebene Prozess der Framework Analysis wurde zunächst für jede Teilnehmergruppe getrennt durchgeführt. Dabei fand ein ständiger Austausch innerhalb der Forschergruppe statt.

Auf eine beispielhafte Darstellung des methodischen Vorgehens wird an dieser Stelle verzichtet. Das in Kapitel 2 gegebene Beispiel entstammt der hier vorgestellten Studie und gibt daher eine nachvollziehbare Übersicht über die Auswertungsschritte.

3.5 Ergebnisse

Die Ergebnisse der Begleitstudie werden zunächst anhand der vorgenommenen Gruppierungen dargestellt. Im Anschluss an diese drei verschiedenen Perspektiven wird eine Integration aller Ergebnisse vorgenommen.

3.5.1 Experten: der Tod in der dritten Person

Franziska Roshangar

3.5.1.1 Forschungsfrage

Die Untersuchung der Expertengruppe diente dem Ziel, in der öffentlichen Diskussion vertretene Aussagen und daran teilhabende Menschen in die Gesamtdarstellung einzubeziehen. In dieser Hinsicht wurde folgende Forschungsfrage untersucht:

Welche Vorstellungen vom Tod artikulieren Experten, die in ihrem beruflichen Kontext an öffentlichen Debatten über Sterben und Tod teilnehmen?

Die Beschäftigung mit den Vorstellungen von Experten soll Ansichten zu Sterben und Tod erschließen, die über die persönliche Perspektive Sterbender und deren Angehöriger hinausgehen. Gleichwohl bleibt zu beachten, dass auch Experten, die über den Tod eher im Allgemeinen sprechen, selbst auch endliche Menschen sind und daher möglicherweise in ihre Expertise auch persönliche Ansichten, die weniger in den öffentlichen Diskurs gehören als in den Bereich der Familie, eingehen lassen.

Die Experten nehmen verschiedene Perspektiven ein, die sich innerhalb ihrer jeweiligen Zugänge zum Thema Sterben und Tod erschließen.

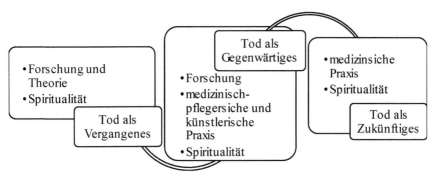

Abbildung 9:   Perspektiven der Experten

Unter Experten werden somit Personen verstanden, die sich beruflich mit Tod und Sterben auseinandersetzen. Von professionellen Begleitern unterscheiden sie sich darin, dass sie als Experten in erster Linie in ihrer Funktion als Journalist, Historiker oder als Philosophin den gesellschaftlichen Diskurs und die öffentliche Wahrnehmung von Tod und Sterben mitgestalten.

3.5.1.2 Stichprobe

An den Interviews nahmen zehn Experten als Probanden teil. Sie bilden in Bezug auf Alter und berufliche Laufbahn keine homogene Gruppe. Aufgrund ihrer Berufe schauen die Experten wissenschaftlich, literarisch, künstlerisch, spirituell und medizinisch auf das Thema Tod.

Tabelle 2:   Interviews

Teilnehmer	Interviewtitel	Berufliche Auseinandersetzung
1	Tod als böser Ort	Forschung
2	Tod als Ende	Künstlerische Praxis
3	Tod als gestalteter Einzelfall	Forschung und Theorie
4	Tod beendet Beziehungen	Forschung
5	Der Tod als absolutes Ende	Medizinisch-pflegerische Praxis
6	Der Tod als plötzliches Ende	Medizinisch-pflegerische Praxis und Spiritualität
7	Der Tod ist nicht das Ende	Spiritualität
8	Der Tod als Zäsur	Medizinisch-pflegerische Praxis
9	Wertschätzung von Leben und Tod	Medizinisch-pflegerische und künstlerische Praxis
10	Tod und Sterben als kommunikativer Prozess	Medizinisch-pflegerische Praxis

Um die Sicht der Experten auf den Tod deutlich zu kategorisieren, wurden, wie in der Tabelle ersichtlich, die Interviews der Teilnehmer mit Titeln versehen, die die jeweils dominierende Betrachtungsweise der Probanden zum Ausdruck bringen.

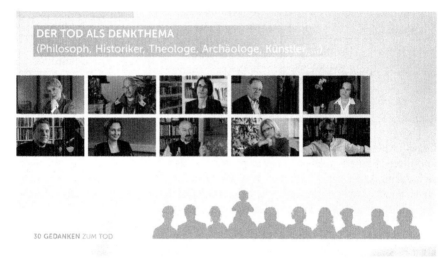

Abbildung 10:   Der Tod als Denkthema

3.5.1.3 Ergebnisse

Innerhalb der Datenauswertung kristallisierten sich sechs endgültige Kategorien inklusive Unterkategorien heraus. Sie werden in der folgenden Tabelle kurz aufgeführt und anschließend erläutert.

Tabelle 3:   Kategorien

Kategorie	
Sterben und Tod	Eigene Erlebnisse in Verbindung mit Sterben und Tod
	Abgrenzung von Sterben und Tod
	Verflechtung der Begriffe Sterben und Tod
	Sterbende und verstorbene Kinder
	Vorstellungen von nach dem Tod
	Verdrängung und Erleben von Ungerechtigkeit
	Sterben und Tod naher Anderer
	Angst vor Sterben und/oder Tod
Der Tod in der Gesellschaft	persönlicher Umgang mit Sterben und Tod in der Gesellschaft
	Auseinandersetzung
	Kommunikation über Sterben und Tod in Gesellschaft und Kultur
	Gespräche über Sterben und Tod in der Öffentlichkeit
Die Arbeit mit dem Tod	Fälle/ Geschichten aus der eigenen Arbeit
	Herangehensweise an die eigene Arbeit
	Verarbeitung von eigenen Erlebnissen im Kontext der Arbeit
	Erfahrungen mit Tod durch Beruf
	Schaffen von Verbindung (zum Tod)
	Eigene Belastungsgrenze
	Eigenes Arbeitsumfeld
Der eigene Tod	Gesprächsatmosphäre während des Interviews
	Bewusstsein gegenüber dem eigenen Tod
	Vorstellungen/ und Einstellung gegenüber Suizid
Der beschriebene Umgang mit dem Tod	Erinnerungen an Erlebnisse
	Betroffenheit von und Nähe zu Tod
	Sehen von Toten
	Auswirkungen des Verlustes auf das Leben
	Emotionale Auseinandersetzung
	Trauer
Die Auseinandersetzung mit dem Tod	Beschreibung
	Bedeutung der Auseinandersetzung mit dem Tod
	Relevanz des Todes
	Verständnis des Todes
	Interessantes zum Thema Tod
	Charakterisierung

Die Befragten beschreiben **Sterben und Tod als** sehr verschieden. Ihre unterschiedlichen Berufe und die in diesen Zusammenhang gemachten Erfahrungen sind hierfür in der Hauptsache verantwortlich. Als Personen haben die Experten auch eine persönliche Meinung. Manche fügen sie der beruflichen hinzu, andere trennen wiederum die berufliche Haltung streng von der privaten. Alle Probanden äußern Wünsche/Vorstellungen bezüglich des eigenen Todes (Beispiel: Schmerzfreier Tod. *„Wenn ich eine Sache über den Tod ändern könnte, dann würde ich mir wünschen, dem Tod die Schmerzhaftigkeit zu nehmen, die ja oft da ist.*"(Experte 05, Z.326) Die meisten der Befragten sehen eine klare Linie zwischen den Begriffen Tod und Sterben. Den Probanden erscheint der Tod als ein komplexeres Phänomen als das Sterben. Jeder Tod ist ein individueller Tod, aber auch ein Endpunkt und ein Moment des Friedens.

Die Probanden äußern, dass sie klare Herangehensweisen an ihre berufliche **Arbeit mit dem Tod haben** und ebenso eine Art der Verarbeitung ihrer Erfahrungen. Es wird etwa erwähnt, dass man Distanz wahren müsse, da man das Thema Tod sonst nicht mehr kritisch hinterfragen könne und angreifbar wäre. Ein Teil der Probanden beschreibt auch eine Belastungsgrenze, die innerhalb des Berufes erreicht werden kann. Einige haben diese Grenze offenbar bereits in der Vergangenheit erreicht. Ist diese Belastungsgrenze erreicht, dann gilt es, einen Selbstschutz zu finden. Die Grenze kann etwa erreicht sein, wenn man auf Situationen trifft, mit denen man sich identifizieren kann (Mitleid bei Todesfällen von Kindern): *„Danach waren's dann plötzlich die Schulkinder, die auf dem Weg zur Schule überfahren worden sind, ne, aus dem Bus raus, die typische Konstellation, Autofahrer, platsch, Kind ist tot (atmet ein) das hat einen fertig gemacht."* (Experte 05 Z. 122), Fund von Skeletten bei Ausgrabung: „*...und mich dann sozusagen selbst kurz gefragt, ob das was ich dort sehe, tatsächlich dort liegen sollte (atmet ein) und beim zweiten Blick war klar, dass das tatsächlich Knochen eines Kleinkindes sind äh in dem Fall waren es die Fragmente eines eines Schädels, eines Kinderschädels und äh die Langknochen der Arme und mit diesem Zeitpunkt war klar, dass wir das Tempo dieser Grabung reduzieren müssen. Vorsichtiger schauen und genauer schauen, weil einfach diese Knochen sehr fragil sind."* (Experte 04 Z.077), Leichen im Obduktionssaal: *„Also ich glaube mein Geheimnis war immer zum einen Ohr rein, zum anderen Ohr raus sozusagen. Also wenn mich, zumindest in den letzten Jahren, ein Polizeibeamter anrief, der bei ner Obduktion nicht dabei war und sagte: Ja, erzähl doch mal was äh war denn mit der Leiche? Welche Leiche? Wie welche Leiche? Ja ich sag, ich weiß das ich heute morgen obduziert hab, aber gib mir mal ein paar Tipps. Ich weiß es nicht mehr."* (Experte 05 Z. 122) Der Tod kann beruflich und privat unterschiedliche Relevanz haben (Der Tod ist künstlerisch inspirierend, aber privat eher beängstigend) *„(atmet ein) Der Tod ist für mich eine Zäsur (0.3) die im Leben (0.2) irgendwann eintrifft, die nicht in einer Kontinuität stehen muss und bei der ich immer noch sagen würde, die (leichtes Lachen) nicht zum Leben gehört.* (Lacht nicht mehr) *Das Leben ist schön."* (Experte 08 Z. 277).

Der **Tod wird in der Gesellschaft** meist als Sterben verstanden. Die Befragten beschreiben an dieser Stelle auch, dass man beobachten kann, wie der Tod eher verdrängt und das Sterben immer mehr gestaltet werden muss. So hat sich der Blick der Gesellschaft auf Tod und Sterben im Gegensatz zu früher stark verändert (Trauerjahr, Beerdigungen, Trauer allgemein, Tabuthema, Denkmäler). Ein Teil der Befragten beschreibt zusätzlich, etwa aufgrund von beruflichen Auslandseinsätzen, wie sehr sich die Sterbekultur in Deutschland von der in anderen Ländern unterscheidet. Früher sei der Tod den Menschen buchstäblich räumlich nahe gewesen. Die Städte waren kleiner und Friedhöfe lagen in der Nähe der Kirche und damit im Inneren der Stadt.

Die Befragten sind sehr unterschiedlicher Meinung, wann es angemessen ist, sich mit dem Thema Tod und Sterben auseinanderzusetzen (Alter, Jugend, mit Familie, Verdrängung). Zum Teil gibt es innerhalb der Interviews die Definition von Orten des Todes. Das können Orte sein, an denen Tod geschehen ist, aber auch Orte die an den Tod erinnern: Friedhöfe, Altersheime, zum Teil Kirchen.

Die Experten kommen auf den Tod in der Gesellschaft anhand von Ereignissen zu sprechen, die für die Öffentlichkeit relevant sind: Skelettfunde bei Ausgrabungen, Denkmäler für Opfer, künstlerische Bearbeitungen, Krieg. Alle Befragten wünschen sich, dass sich die Jugend mit den Themen Sterben und Tod stärker auseinandersetzt. Der Umgang mit dem Tod müsse in der Gesellschaft erlernt werden. Fehlende Kommunikation gilt als ein Hauptgrund für die Verdrängung des Themas in der Gesellschaft. Auch die Befragten gehen unterschiedlich mit dem Tod um. Es kann hier verschiedene Handlungsmöglichkeiten geben (Fotos, Kommunikation). Auch sind die Befragten sich einig, dass die Definition des Todes in der Gesellschaft meist etwas sehr furchterregendes oder ein Tabu ist. Dies sollte sich laut der Befragten ändern, sie sind sich tendenziell einig, dass es sich um ein gesellschaftlich wichtiges Thema handelt.

Ein weiterer Grund für die mangelnde Auseinandersetzung mit dem Tod könnte sein, dass es sich bei der deutschen Gesellschaft um eine Friedensgesellschaft handelt. Die glückliche Fügung, dass in Europa der unnatürliche Tod seit Jahrzehnten nicht mehr als Normalfall gilt, könnte dazu geführt haben, dass das Faktum des Todes an Beachtung verloren hat: „*Wir leben in einer Friedensgesellschaft, einer Demokratie, da dürfen Menschen nicht ums Leben kommen (0.1) jedenfalls keine Soldaten, (schneller werdend) das gibt's bei uns nicht.*" (Experte 01 Z. 086).

Der Zusammenhang zwischen Kindheit und Tod wird ebenfalls sehr differenziert betrachtet. Grundsätzlich sagen die Probanden, dass Kinder Verluste durchaus bewusst wahrnehmen. Mit Blick auf die eigene Kindheit beschreiben sie, dass bei Todesfällen in der Familie über den Tod gesprochen worden ist.

Meist durften sie selbst entscheiden, ob sie an Beerdigungen teilnehmen mochten. Zum Teil sind die Tode der Vergangenheit noch heute in der Familie ein Thema. Die meisten Probanden erläutern zudem, wie ihnen die Beerdigungen und Todesfälle aus der Kindheit in Erinnerung geblieben sind (Aussehen, Handlungen, Emotionen, Ängste, Rollenverhältnisse, Nachkriegsgeneration). Nahestehende Freunde und Haustiere werden auch zur Familie gezählt. Erlebte Todesfälle naher Angehöriger führen meist dazu, dass man sich seines eigenen Lebens mehr bewusst wird und das eigene Leben wertzuschätzen weiß. Es herrscht geteilte Meinung darüber, ob man nach dem eigenen Tod im Sinne symbolischer Immortalität (Lifton 1973) in seinen eigenen Kindern weiterlebt oder nicht.

Todesfälle von Kindern gelten immer als belastend. Es kann immer Todesfälle geben, die stark in Erinnerung bleiben. Typischerweise kann man sich viele Jahre später noch an Details erinnern (Unfälle, Familie, Freunde, Krieg). Die Erinnerungen können so intensiv sein, dass sie im Nachgang noch starke Emotionen in den Personen auslösen können. Gerade ein miterlebter Todesfall kann große emotionale Nachwirkungen auf uns selbst haben.

Fragen nach dem Jenseits in Bezug auf den je **eigenen Tod**, kann wohl niemand und somit auch keiner der Befragten beantworten. Daher können nur Vermutungen geäußert werden (Schattenort, dunkler Ort, Nichts, Ende, Tod wenn es keine Erinnerung gibt, ein Nichts, neues Leben, Dunkelheit, usw.). Einige der Befragten äußern eine Art Angst, weil man nicht genau sagen kann, wie es nach dem Tod weitergeht und ob das Leben wirklich zu Ende ist. Weiterhin stellen die Befragten fest, dass man nach einem Todesfall schöne Unternehmungen machen und lachen sollte. Es soll vermieden werden, dass ein Todesfall nur traurig ist. Tod ist zudem ungerecht und ein Faszinosum (zwei Befragte erwähnen Ungerechtigkeit durch Krieg oder HIV). So gibt es einige Geschehnisse am Ende des Lebens, die ein jeder akzeptieren muss (zum Beispiel auftretende Hilfsbedürftigkeit).

Das Spektrum der Angst ist bezüglich des Tod und Sterbens sehr weit gefächert. Der Tod kann generell Angst machen und mit weiteren starken Emotionen verbunden sein. Speziell die Angst vor dem frühzeitigen Tod bezieht sich auf Familienangehörige, den Krieg und das Bewusstsein, dass der Tod jederzeit eintreten kann. Die Befragten äußern die Vermutung, dass der Umgang mit dem Tod erlernt werden muss. Die meisten von ihnen haben durch den Beruf Todesfälle erlebt, die sie selbst so nicht erleben möchten und haben daher auch ein spezielles Bewusstsein gegenüber dem Tod entwickelt.

Je nach Art des **Umgangs mit einem Tod**erleben, kann der Tod stumm machen und weiterhin auch Wut, Zorn, Ohnmacht, Trauer, Verwundbarkeit, Verdrängung, Bedrückung, Aggressivität, Hilflosigkeit, Erstarren, Ausweglosigkeit,

Sinnlosigkeit, Rührung, Schmerz, innerliches Wachstum, Offenheit, Wunsch nach Abschied auslösen. Ein Gefühl wie Zorn kann einen selbst im Zusammenhang mit dem Tod schockieren, da es keine gesellschaftliche Norm ist, dieses Gefühl im Umgang mit dem Tod zu verspüren. Auch ist es gesellschaftlich nicht korrekt, Gefühle im Zusammenhang mit dem Tod zu ausgeprägt zu zeigen (das betrifft auch die Trauer). Trauer muss nicht unbedingt mit dem Tod einhergehen. Trauer kann sich anfühlen wie eine bleierne Schwere oder ein zerrütteter Tagesablauf. Trauer bedeutet, jemanden oder etwas zu vermissen. An sich ist der Begriff der Trauer ein schweres Wort. Man muss eine Lücke in der Welt begreifen und damit das "verloren-gehen-Können". Nach einem "guten" Tod ist das ein bewegender Punkt. Trauer bei geliebten Menschen zu sehen, kann komisch sein. Es stellt sich die Frage, wo Trauerarbeit anfängt, ob beim Eintritt des Todes oder erst bei der Beerdigung. Der Gegenpol zum Tod muss nicht zwangsläufig das Leben sein. Der Tod kann jedoch Dinge über das Leben lehren. Die emotionale Auseinandersetzung mit dem Tod sollte mit Austausch einhergehen.

Die Befragten äußern im Verlauf der Interviews, dass sie sich während der Gespräche über Tod und Sterben sehr wohl gefühlt haben und sich nicht negativ durch die Gespräche beeinflusst fühlen. Zum Teil sind sie überrascht, welche Wendung die Gespräche genommen haben und zu welch neuen Erkenntnissen sie selbst gelangt sind. Sie hoffen auch, dass sie nichts Relevantes zum Thema Tod vergessen haben mitzuteilen.

Fast jeder der Befragten kann Situationen beschreiben, in denen er/sie sich bewusst wird, wie nah der Tod sein und wie schnell er in das eigene Leben eingreifen kann. Aufgrund der Tatsache, dass sich viele Experten beruflich mit den Schattenseiten des Todes befassen (z.B. der Tod im Krieg), äußern sie einstimmig den Wunsch, dass der eigene Tod und die Tode nahestehender Menschen schmerzfrei, ohne Leid und nicht gewaltsam (zum Beispiel erfrieren, verbrennen, ertrinken) verlaufen sollen. Außerdem sollte es keine sinnlosen Tode mehr geben. Der natürliche Tod ist nicht planbar. Das Ende des Lebens ist individuell und intim.

Ein Teil der Befragten steht dem Suizid positiv gegenüber (auch als Erlösung). Jeder Mensch sollte selbst entscheiden dürfen, wann sein Leben ein Ende hat. Bis zu diesem Zeitpunkt muss man seine Zeit und die mit den geliebten Menschen sinnvoll nutzen. Weiterhin werden auch Wünsche über den eigenen Tod geäußert (Herztod, Schlaf, Massenblutung). Ein kleinerer Teil der Befragten weißt den Tod und/oder die Vorstellungen von Suizid von sich.

Der Tod kann verschiedene Eigenschaften besitzen (furchteinflößend, beängstigend, überraschend). Der Tod gilt als isoliertes, interessantes und viel diskutiertes Thema. Generell stellt sich in der **Auseinandersetzung mit dem Tod** die allgemeine Sinnfrage. Jeder Tod ist individuell. Beschäftigt sich ein Mensch zu viel mit dem Thema Tod, verliert dieser an Individualität und wird zeitgleich auch zu düster. Dies wiederum ist nicht gut für einen Menschen, so die Ansicht von Experten. Bis auf eine Befragte hat jeder der Probanden mindestens einen toten Menschen gesehen. Manche sogar erheblich viel mehr. Die Befragten unterscheiden an dieser Stelle nicht zwischen privaten und beruflich auftretenden Todesfällen. Die meisten von ihnen haben den ersten Toten innerhalb der Familie gesehen (meist Großeltern, überwiegend Großvater). Ein Todesfall aus der Familie ist den Befragten immer sehr genau im Gedächtnis geblieben. Sie können dazu viele Details wie Ansichten und Gerüche erläutern, selbst dann wenn sich der Todesfall in der Kindheit ereignete.

In der Auseinandersetzung mit dem Tod beschreiben die Befragten unterschiedliche Assoziationen in der Definition des Todes. Auch hier zeigt sich noch einmal der Facettenreichtum des Todes.

- Tod ist ein Abschluss des Daseins.
- Tod ist, wenn sich niemand mehr an einen erinnert.
- Tod ist ein Maßstab für das Leben, man richtet das eigene Leben nach dem Tod aus.
- Tod ist etwas sehr natürliches.
- Mit dem Tod geht ein Kreislauf zu Ende.
- Der Tod ist nicht das Ende, nach dem Tod nimmt unser Leben eine andere Form an.
- Tod ist auch Angst.
- Tod ist eine Zäsur.
- Eigentlich gehört der Tod nicht zum Leben.
- Der Tod ist das absolute Ende des Lebens.
- Vor dem Tod sollte man Spuren hinterlassen haben.
- Tod reißt uns immer aus Beziehungen zu anderen Menschen.
- Tod ist ein Abstraktum.
- Den Tod an sich gibt es gar nicht, nur einzelne, individuelle Tode die passieren.
- Tod ist allgegenwärtig.

Die Befragten beschreiben, dass man in der Auseinandersetzung mit dem Tod in Situationen gerät, die man lieber vermeiden würde, die aber auch prägend sein können. Es werden zudem unterschiedliche Arten des Todes beschrieben (sozialer und partieller Tod) – sozialer Tod: „*Mhm (atmet ein) was mich in dieser Phase sozialen Tod fühlen äh (0.1) ließ ähm (0.2) ein enorme Begrenzung (0.2) ähm eine Unmöglichkeit sich von der Stelle nach vorne äh zu bewegen (0.2) äh eine ähm Unmöglichkeit mein Leben entsprechend meinen Bedürfnissen äh zu zu äh zu gestalten und und mir persönlich war das also was mich wirklich so krank, in Anführungszeichen, innerlich auch schon mal gemacht hat, eben auch n-nicht entsprechend meiner meinen seelischen Bedürfnissen. Also teilzuhaben hier an der Gesellschaft,..."* (Experte 06 Z.335) – und partieller Tod: *„... das kenne ich auch aus der persönlichen Erfahrung zum Teil, dass es so Stellen gibt die sich so anfühlen wie tot äh aber eben von der Quantität äh ist der Unterschied äh in der Hinsicht äh dass das eben nicht wirklich n Tod ist und also nicht, es ist n partieller Tod."* (Experte 06 Z. 365). Für wenige Befragten geht das Leben nach dem Tod weiter.

Die Experten erklären, dass sie das Leben und Beziehungen zu anderen Menschen wertzuschätzen lernen. Man realisiert, welchen Tod man sich für sich selbst vorstellen und wie unangenehm der Tod werden kann. Man denkt über den eigenen Tod und dessen Sinn nach.

Fallübergreifende Zusammenfassung

Thematische Gemeinsamkeiten zwischen den Kategorien

Innerhalb der beschriebenen Kategorien zeigen sich sechs Themen, die immer wieder auftreten. Die Themen lauten: *Transzendenz, öffentliche Diskurse, Orte, Einsamkeit, Umgang und Vielfältigkeit.* Diese Themen werden von den Experten als persönliche und als gesellschaftlich relevante benannt. Von insgesamt zehn befragten Experten ziehen nur zwei der Befragten eine klare Trennung zwischen ihrer beruflichen und privaten Ansicht über den Tod.

Die Themen Umgang und Vielfältigkeit sind weitreichender als die anderen, weil sie sich auf das ganze Gemeinwesen beziehen. Die Experten betonen, dass in der Gesellschaft unbedingt der *Umgang* mit dem Tod erlernt werden muss. Die *Vielfältigkeit* betrifft individuelle Gedanken zu dem Thema Tod und auch zum Sterbeprozess. Es ist sehr deutlich, dass der Tod nicht als allgemeine Kategorie greifbar ist. Somit handelt es sich hier vermutlich um das gewichtigste der genannten Themen.

3.5.1.4 Besonderheiten und Kernaspekt der Ergebnisse

Die Experten haben als Experten eine größere Distanz zum Tod als Patienten und als Angehörige von Patienten. Sie sind zugleich auch selbst endliche Menschen, die mit anderen zusammen leben. Diese gemischte Situation lässt sie zwei Arten von Vorstellungen über den Tod vertreten.

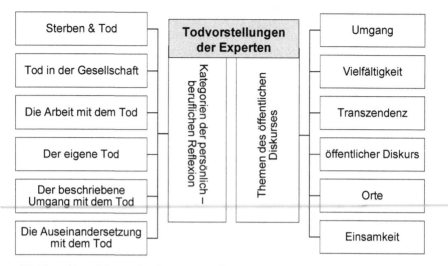

Abbildung 11:   Die von den Experten geäußerten zwei Arten von Vorstellungen über den Tod

3.5.2 Begleiter: der Tod in der zweiten Person

Anna-Henrikje Seidlein

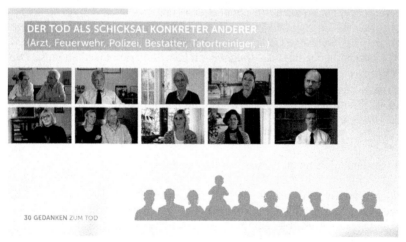

Abbildung 12:   Der Tod konkreter Anderer

3.5.2.1 Forschungsfrage

Die Begleitforschung der zweiten Teilnehmergruppe des Diskursprojektes „30 Gedanken zum Tod" fragte danach, welche Vorstellungen[1] vom Tod Menschen artikulieren, die in ihrem beruflichen Kontext mit dem Sterben und Tod anderer Menschen konfrontiert sind.

Hier beschrieben Menschen, die während ihrer beruflichen Tätigkeit den Tod als Schicksal konkreter anderer Personen erfahren, ihre Vorstelllungen von und Erfahrungen im Umgang mit dem Tod. Da ihre beruflichen Hintergründe und Zugänge zu Sterben und Tod variieren, nehmen sie auch verschiedene Perspektiven auf das Thema ein.

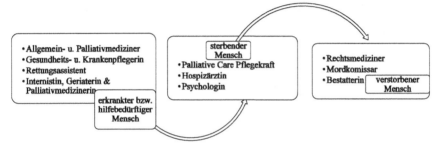

Abbildung 13:   Zeitpunkt des Erstkontaktes

3.5.2.2 Stichprobenbeschreibung

Im Rahmen der Erforschung der Vorstellungen der Begleiter sind acht weibliche und fünf männliche Interviewpartner (vgl. Tab.4) im Alter von 25–68 Jahren eingeschlossen worden. Die Begleiter stammen aus den Berufsfeldern Medizin, Psychologie, Armee/Berufssoldat, Feuerwehr und Rettungsdienst, Bestattung, Tatortreinigung, Pflege.

Zwei der Interviewpartner konnten auf Grund ihrer „Doppelrolle" auch in einer anderen Funktion, nämlich als Patient (bzw. als Mensch der selbst eine existenzielle Erfahrung durch Todeskonfrontation durchlebt hat) und als Experte, d.h. im Rahmen der zwei anderen Zweige der Begleitforschung befragt werden.

---

1   Die Vorstellung lässt sich von der Einstellung abgrenzen. Die Einstellung bezeichnet eine „zeitlich relativ stabile Neigung eines Menschen, einen bestimmten Sachverhalt (...) zustimmend oder ablehnend zu bewerten." (Wittkowski 2009, S.33).

Tabelle 4:   Stichprobenbeschreibung

Teilnehmer	Interviewtitel	Anzahl Verstorbener Menschen im Leben
1	**Der Tod hinterlässt eine Lücke die immer bleibt.**	1600
2	**Der Tod ist ein Mysterium.**	200-300
3	**Der Tod ist mit Leid verbunden.**	500
4	**Der Tod ist das Licht in das man reingeht.**	Weit über 500
5	**Der Tod ist unkontrollierbar.**	21 im Privatleben; zu Berufsleben keine Angabe
6	**Der Tod führt zur Suche nach der Sinnhaftigkeit des Lebens.**	700 oder noch mehr
7	**Der Umgang mit dem Tod erfordert Kontrolle über die eigenen Gefühle.**	150
8	**Mit dem Tod kommt eine ausgleichende Gerechtigkeit, auf die wir alle hoffen dürfen**	Mehrere Hundert
9	**Der Tod ist ambivalent.**	Mehrere Hundert
10	**Der Tod gehört zum Leben, trotzdem macht er nachdenklich, traurig und berührt.**	Mehrere Tausend
11	**Der Tod befreit von Ballast.**	400-600
12	**Der Tod macht betroffen wenn er einen selbst betreffen könnte oder wenn man eine Verbindung hat.**	„Zigtausend"
13	**Mit dem Tod verändert sich der Umgang mit dem Menschen.**	50

3.5.2.3 Ergebnisse

In der Analyse wurden sieben Hauptkategorien mit ihren jeweiligen Unterkategorien und deren Dimensionen herausgearbeitet (vgl. Tab. 5).

Tabelle 5:   Kategorien und Subkategorien

Kategorie	Subkategorie
Bedeutung des antizipierten eigenen Todes	Vorbereitet sein
	Zerstörung
	Angst
	Hoffnung
Auswirkungen der Begleitung Sterbender und Verstorbener auf das eigene Leben	Bewusstsein der eigenen Endlichkeit
	Gestalten wollen
	Nachdenklichkeit
	Leben als Geschenk
	Persönliches Wachstum
	Familie schützen
Bedeutung beruflicher Todeskonfrontation	Verantwortung
	Aushalten müssen
	Sich einlassen
	Zurückbleiben
	Gratwanderung
	Als Begleiter/-in über den Tod sprechen
	Beruflicher Todeskonfrontation begegnen müssen
Bedeutung des Todes für das Leben der Hinterbliebenen	Zusammenrücken
	Erinnern
	Leid
	Verlust
	Andersheit
	Orientierungslosigkeit
	emotionale Ambivalenz
Einflussfaktoren auf das Erleben von Tod	Vorhersehbarkeit & Intention
	Distanz & Nähe
	Umgebungsbedingungen
	Sinn
	Abschied
Vorstellungen vom Tod	Tod entmenschlicht (nicht)
	Tod hat verschiedene Qualitäten
	Ende & Anfang
	Gesellschaftlicher Umgang mit dem Tod
	Bestandteil des Lebens
	Freund & Feind
	Mysterium & Faktum
Motivation sich beruflich mit dem Tod auseinanderzusetzen	Verändern
	Neugier
	Vielseitigkeit
	Berufung
	Zufall
	Sinn spüren
	Biografische Schlüsselerlebnisse

Im Folgenden werden je Kategorie nur ausgewählte Kernaspekte einiger Subkategorien vorgestellt werden.

Bedeutung des antizipierten eigenen Todes

Die Teilnehmer äußerten in ihrem Interview nicht nur, was der Tod im Allgemeinen für sie ist, sondern auch, was im Speziellen ihr eigenes antizipiertes Lebensende für sie bedeutet.

Sie wünschen sich, darauf vorbereitet zu sein, wenn der Tod sie eines Tages persönlich betrifft. Strategien der Vorbereitung sind etwa das Verfassen einer Patientenverfügung und die Bestattungsvorsorge. Andererseits umfasst diese Vorbereitung auch, die eigene Lebenszeit sinnvoll zu nutzen. „*Mein Lebensziel ist doch auch gut dich vorbereiten, dass du sagen kannst (schnipst mit den Fingern): Okay. Lebenssatt.*" (Begl. 2, Z. 1010-1011).

Bei dem Gedanken an den eigenen Tod werden vielfältige Ängste nicht nur im Hinblick auf den Zustand des Tot-Seins thematisiert (n=4), sondern häufiger auch die Angst vor dem Sterben (n=8) formuliert. Drei der Begleiter, die ihre Angst vor dem Tod thematisieren, beschreiben, dass sich ihre Angst insbesondere auf Vereinsamung bzw. den sozialen Tod bezieht. Momentane Angstfreiheit wird relativiert, da sie sich im Angesicht des bevorstehenden Todes jederzeit doch noch einstellen könnte.

Darüber hinaus ist die Vorstellung der Begleiter an das eigene Lebensende mit zahlreichen Hoffnungen verbunden. An erster Stelle (n=9) steht die Hoffnung auf das "Danach" in Form einer Existenz jenseits des irdischen Lebens. Viele Begleiter (n=6) hoffen auch auf einen guten Tod. Was diesen guten Tod ausmacht bzw. worin das gute Sterben besteht, lässt sich zwei unterschiedlichen Polen zuordnen: Der gute Tod tritt für drei der Begleiter schnell, plötzlich und unbemerkt ein. Wenn dieser „Wunschtod" nicht eintritt, haben für sie Selbstbestimmung und Kontrolle hohe Priorität. Sie thematisierten ihre positive Einstellung zur „Sterbehilfe" und plädieren für mehr Offenheit, da sie diese für sich in Anspruch nehmen wollen würden, um den Tod herbeizuführen. Dem stehen drei Begleiter gegenüber, für die ein guter Tod ein bewusstes Abschiednehmen von der Welt und den nahestehenden Menschen bedeutet. Für sie mündet ein gestaltetes Sterben (Anwesenheit geliebter Menschen, Begleitung durch Palliative Care) und Abschiednehmen in einem guten Tod.

Eine Teilnehmerin schildert ihre Hoffnung auf einen Übergang des irdischen Lebens in ein Leben danach durch ein Fegefeuer das „*ausgleichende Gerechtigkeit*" (Begl. 8, Z. 833) herstellt, weil „*die Schönheit und die Fratze des Lebens ganz ungerecht verteilt ist. Dass viele Menschen einfach ganz viel Glück in ihrem Leben haben und es leicht haben. Und viele Menschen es ganz schwer haben.“* (ebd., Z. 830-832).

Nicht zuletzt erhoffen sich die Begleiter (n=3), dass etwas von ihnen selbst über ihren Tod hinaus in der Welt der Lebenden zurückbleibt – ob im Berufs- oder Familienleben – *„Man sollte seine Spuren hinterlassen haben.“* (Begl. 12, Z. 756-762)

Auswirkungen der Begleitung Sterbender und Verstorbener auf das eigene Leben

Die Teilnehmer schildern Konsequenzen, die sie aus der Begleitung sterbender und verstorbener Menschen auf ihr eigenes Leben und dessen Gestaltung ziehen und Veränderungen, die sie aufgrund der vielfältigen Todeskonfrontationen an sich selbst spüren.

Zum einen wird ein gesteigertes Bewusstsein für die eigene Endlichkeit erwähnt. Dieses Bewusstsein wirkt einerseits als Antrieb zur (Aus-)Nutzung und Gestaltung des Lebens; andererseits beschreiben sie: *„Jedes Mal wenn man einem Toten begegnet, wird man natürlich konfrontiert mit seinem eigenen Lebensende und das macht Angst.“* (Begl. 11, Z. 1041f.). Die Begleiter entwickeln dadurch ein *„Neues Denken“* (Begl. 10, Z.786). Sie sind nachdenklicher, haben ein erhöhtes Risikobewusstsein, verlassen sich eher auf ihrer eigene Fähigkeit zur Kontrolle als auf andere Menschen und suchen verstärkt nach Sinn im Leben.

Bedeutung beruflicher Todeskonfrontation

Die Begleiter spüren eine große Verantwortung gegenüber dem Sterbenden, dem Verstorbenen und auch seinen Angehörigen (n=5). In dieser Verantwortung ist das „Funktionieren müssen“ (n=5) inbegriffen, welches den Umstand beschreibt, dass die Begleiter auch in schwierigen und unklaren Situationen schnell Entscheidungen darüber treffen müssen, ob an der Grenze des Lebens noch etwas für das Gegenüber getan werden kann und wenn ja, was zu tun wäre. Aber das betrifft auch Situationen, in denen der Tod bereits eingetreten ist. Es bleibt dann kein Raum für eine Emotionalität, die sie an ihrer Berufsausübung hindern würde.

Berufliche Todeskonfrontation bedeutet in erster Linie, vielfältige Belastungen auszuhalten bzw. aushalten zu müssen, da sich diese nicht vermeiden lassen (n=12). Häufig machen die beruflichen Todeserlebnisse die Begleiter persönlich betroffen (n= 7) oder sogar hilflos (n=6). Anblicke und Erinnerungen daran (n=

9) haben nachhaltige Wirkung. Aber nicht nur die eigene Betroffenheit muss be- und verarbeitet werden, sondern auch die wahrgenommenen Reaktionen des Umfeldes (n=7) – (Unfall-)Zeugen oder Angehörigen –, die sogar wesentlich herausfordernder sind als der Umgang mit dem Tod bzw. mit dem Toten an sich. Dabei können die Probanden nicht immer das Ziel ihrer Arbeit erreichen oder ihren eigenen Erwartungen gerecht werden (n= 6). Sie müssen dann das Gefühl aushalten können, ihren Anspruch zu verfehlen.

Als diejenigen, die zurückbleiben, erinnern sich die Begleiter, die mit dem Tod anderer Personen konfrontiert sind, an zahlreiche Lebens- u. Sterbens-/Todesgeschichten. Sie sind zum Bestandteil der persönlichen Biografie der Begleiter geworden. Eine wesentliche Herausforderung besteht deshalb darin, die zahlreichen Todesschicksale in ihr Leben zu integrieren (n =13).

Die Begleiter beschreiben Gratwanderungen, die sie durch ihre beruflichen Todeskonfrontationen in vielfacher Hinsicht erleben. So sprechen sie etwa von einer Sättigungsgrenze dessen, was man als Begleiter an Todeskonfrontationen aushalten kann (n =8). Wird die Grenze erreicht oder überschritten, wird es unmöglich, die eigene Arbeit auszuüben, weil man selbst erkrankt oder abstumpft. Diese Grenze wird als individuell sehr verschieden erlebt, betrifft aber grundsätzlich jeden. Sie bewegen sich außerdem in Situationen der Todeskonfrontation entlang der Grenze zwischen Kontrolle (über ihre Emotionen, aber auch über die Situation) und Kontrollverlust verbunden mit der Gratwanderung zwischen Nähe (Einlassen auf den einzelnen Menschen und sein Schicksal) und Distanz. Diese Gratwanderung beschäftigt einen Begleiter auch in seinem Privatleben. Einerseits beschreibt er seine Angst vor Kontrollverlust in Situationen beruflicher Todeskonfrontation und andererseits eine Angst davor, in privaten Begegnungen mit dem Tod zu kontrolliert zu sein und zu wenig „menschlich": *„Ich würde mir wünschen dass ich emotional darauf reagiere. Ich würde mich vor mir schämen wenn ich in der Situation nicht umschwenken kann und den Tod eines nahestehenden Menschen als Akt der Arbeit sehen würde. Ich würd mich sehr schämen, ja."* (Begl. 7, Z. 1225-1228). Auf gesellschaftlicher Ebene betrachten sich die Begleiter als Grenzgänger zwischen „normal" und „anders", denn sie erleben Situationen, von denen andere Menschen nur aus den Medien erfahren. Situationen, die sich „normale" Menschen gar nicht vorstellen können, sind ihre berufliche Realität.

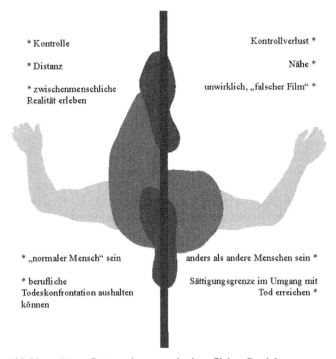

* Kontrolle

* Distanz

* zwischenmenschliche
Realität erleben

Kontrollverlust *

Nähe *

unwirklich, „falscher Film" *

* „normaler Mensch" sein

* berufliche
Todeskonfrontation aushalten
können

anders als andere Menschen sein *

Sättigungsgrenze im Umgang mit
Tod erreichen *

Abbildung 14:   Gratwanderungen der beruflichen Begleiter

Die Interviewten erklären, dass man als professioneller Begleiter aus verschiedenen Perspektiven über den Tod sprechen kann: Als Angehöriger von Verstorbenen, als beruflicher Experte, der über die Tode anderer, deren Bedeutung und Erleben spricht, oder als in Zukunft selbst sterbender Mensch, der über den eigenen Tod nachdenkt. Über den Tod und Todeserlebnisse, die man im Rahmen der Berufsausübung gemacht hat, zu sprechen, kann sowohl erleichternd (n=4) als auch belastend sein (n=4). Zentrales Thema ist hier die (Un)Möglichkeit (n=8), denn um über den Tod und damit verbundene Gefühle zu sprechen, braucht es einen Rahmen, der die Gelegenheit dazu einräumt. Dieser ist im beruflichen Kontext selten gegeben und auch im Privatleben sehen die Probanden ihre Erfahrungen aus dreierlei Gründen als nicht teilbar:

1. Das Verständnis für das, was erlebt wird, fehlt bei Menschen, die damit selbst keine Berührung haben: *„wenn man so etwas erzählt eah, da verdrehen Leute die halt mit diesem Berufsfeld eah gar nichts zu tun haben die Augen und sagen „Ej*

das hast du dir jetzt ausgedacht. Das kann gar nicht sein, also so etwas gibt es nicht." (Begl. 3, Z.418-421)

2. Über den Tod kann man nicht täglich sprechen kann. Dies führt dazu, dass die Begleiter ihrer Familie bei Nachfragen zu ihrem Arbeitstag wissentlich viele Informationen vorenthalten.

3. Die Familie nicht belasten wollen: *„Familie ist mir heilig. (...) die möchte ich mit solchen Sachen nicht belasten. (...) dieses Elend was man da sieht das möchte ich denen halt nicht zutrauen.* (Begl. 3, Z. 630-634)

Bedeutung des Todes für das Leben der Hinterbliebenen

Die Begleiter sprechen hier sowohl aus der Perspektive, in ihrem Privatleben selbst Hinterbliebene zu sein, als auch aus der beruflichen Perspektive, in der sie Angehörige begleiten.

Der Tod des Nächsten löst vielschichtiges Leid (n=11) aus und bringt diverse Verluste (n=10) mit sich, die für immer bestehen bleiben. Jedoch tritt mit der Zeit eine Gewöhnung an das Leben ohne den abwesenden Toten ein. Ob der Tod des Nächsten auch mit einem Verlust seiner Liebe einhergeht oder nicht, darüber sind die Begleiter verschiedener Meinung.

Durch die Unmöglichkeit des Dialoges mit dem Verstorbenen können die offen bleibenden Fragen für die Hinterbliebenen problematisch werden. Dies betrifft insbesondere Angehörige, die unerwartet plötzlich in den Verlust geworfen wurden und Angehörige, die ihren Nächsten durch einen Suizid verloren haben. So beschreibt eine Begleiterin, dass sie aufgrund der vielen offenen Fragen an die Verstorbenen das Gefühl hatte *„verrückt zu werden", „weil diese ganzen Fragen unbeantwortet bleiben."* (Begl. 5, Z. 1175-1180)

Ein Tod löst außerdem ein Zusammenrücken der Hinterbliebenen im Bemühen um gegenseitigen Beistand, Trost und Fürsorge aus (n=4). So werden neue Bindungen geknüpft und bereits bestehende verfestigt. Die Erinnerung an den Verstorbenen (n=9) ist zentral und lässt ihn über viele Jahre hinweg im Leben der Hinterbliebenen präsent sein. Sie sind zugleich schöne Erinnerungen an die gemeinsame Zeit, als auch schmerzhafte Erinnerungen an den Verlust.

Eigene Todeserfahrungen stellen eine Andersheit gegenüber anderen Menschen her (n=4), die solche Erfahrungen (noch) nicht gemacht haben. Sie resultieren sowohl aus einem „sich anders fühlen" als auch aus einem vom Umfeld bzw. der Gesellschaft „anders wahrgenommen werden".

Der Tod des Nächsten führt zu Orientierungslosigkeit (n=4) und Um-/Neuorientierung bzw. -organisation im Berufs-u./o. Privatleben.

Die Begleiter beobachten sowohl an sich selbst als Hinterbliebene, als auch bei den Angehörigen im beruflichen Kontext eine emotionale Ambivalenz (n=6). Zumeist beschreibt diese das Vorhandensein gleichzeitiger Erleichterung und Trauer.

Einflussfaktoren auf das Erleben von Tod

Die Begleiter sprechen auch darüber, dass der Tod zwar immer dasselbe Ereignis ist, jedoch nicht immer gleich, sondern durch bestimmte Einflüsse ganz verschieden empfunden wird. Stellvertretend für die vielen beschriebenen Einflussfaktoren seien hier einige von ihnen beschrieben:

Das Verhältnis von vorhandener Distanz und Nähe zu dem Verstorbenen, der (Umgebungs-)Situation und seiner Biografie beeinflussen das Erleben von Tod entscheidend. Ähnlichkeit zum eigenen Leben und/oder das Gefühl, dass dieser Tod auch den Begleiter selbst treffen könnte, stellt Nähe her, die dazu führt, dass der Tod dieser Menschen sie emotional berührt, sie betroffen macht. Dies trifft besonders für Frauen und Männer zu, die selbst Eltern sind und mit sterbenden oder verstorbenen Kindern konfrontiert werden.

Für das Erleben von Tod wird außerdem die Frage nach dem Sinn und der Ursache bzw. den jeweiligen Umständen unter denen der Tod eingetreten ist, als ausschlaggebend thematisiert. Soziale und einsame Tode und Tode durch Gewalt und Unfälle werden als sinnlos und vermeidbar erlebt und dadurch als besonders psychisch belastend empfunden. Der Tod von Kindern und jungen Menschen wird als „außerhalb der Regel" wahrgenommen und ist besonders schwer zu ertragen.

Der Abschied ist für zwölf Begleiter ein zentrales Thema. Er bedeutet „_begreifen_ was passiert ist. Und (...) dass es jetzt vorbei ist und dass die Dinge anders sind als zuvor." (Begl. 7, Z. 486f.). Keinen Abschied von dem Sterbenden oder zumindest dem Verstorbenen nehmen zu können bzw. zu dürfen, beschäftigt Hinterbliebene viele Jahre über den Tod des Menschen hinaus.

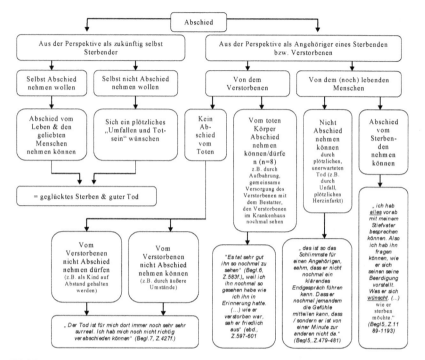

Abbildung 15:   Ausprägungen des Abschieds

Eine Begleiterin berichtet auch davon, dass nicht nur die Hinterbliebenen sondern auch die Verstorbenen nach ihrem Tod noch Abschied nehmen. Nachdem sie ihre körperliche Hülle verlassen haben, beobachten und bewachen sie noch die Trauernden und begleiten sie durch die schwere Zeit in der sie Abschied nehmen müssen. Auch Verstorbene, die keine Angehörigen hatten, verabschieden sich. Sie nehmen dann von den Dingen die ihnen wichtig waren, Abschied, denn jeder Mensch hat etwas, das für ihn bedeutsam ist.

Vorstellungen vom Tod

Die Vorstellungen darüber was der Tod ist und was mit ihm eintritt, sind sehr weit gefächert.

Zwei Begleiterinnen erklären, dass ein Verstorbener weiterhin Mensch ist und von ihnen auch so behandelt wird; dass der Tod also nicht entmenschlichend ist. Auf der anderen Seite lässt sich jedoch ein Umgang und Sprachgebrauch im eigenen Arbeitsumfeld beobachten, der als entmenschlichend empfunden wird (n=4). So gibt es Kollegen, die *„sagen (...)* „ *Hattest du wieder etwas?* " *finde ich das ganz furchtbar weil für mich ist ein Verstorbener kein Gegenstand sondern es ist ein Mensch und dann rede ich von demjenigen auch nicht als wäre es ein Gegenstand"* (Begl. 4, Z. 679-682) Auch eine (gewollte) Entpersonalisierung, die im Rahmen der eigenen Tätigkeit stattfindet, wird beschrieben. So wird *„Die eiskalte Leiche im gekachelten Raum (...) eher zu nem Subjekt Objekt i- irgendwie entmenschlicht."* (Begl. 12, Z. 906f.).

Eine weitere Unterkategorie erfasst die Aussagen der Begleiter, welche sich auf die verschiedenen Eigenschaften des Todes beziehen, denn *„Der Tod hat ganz viele Facetten."* (Begl. 4, Z. 237f.). Der Tod als eigentlich immer ein und dasselbe Ereignis bzw. mit dem immer gleichen Endpunkt *„ist ganz verschieden und es gibt ganz verschiedene Tote."* (Begl. 6, Z. 888f., 891). Dabei sind seine Gesichter und Qualitäten gegensätzlich; er ist janusköpfig. Er kann z. B. plötzlich oder vorhersehbar sein, vorzeitig oder rechtzeitig, unkontrollierbar oder kontrolliert herbeiführbar sein.

Der Tod ist das Ende der irdischen Existenz und gleichzeitig der Anfang einer anderen, jenseitigen Form der Existenz (n=9), die sich die einzelnen Teilnehmer verschieden detailliert oder sehr offen vorstellen. Für manche ist er ein Zwischenstadium, auf dem Weg von einer Existenzform in eine andere: Man kommt aus einer anderen Welt als der hiesigen und geht durch den Tod in dieser Welt zurück. Für andere beginnt mit dem Tod das alleinige Weiterleben der Seele oder es startet eine andere, völlig andere Lebensform. Nur für einen Begleiter ist Tod das *absolute Ende* (Begl. 12, Z.782) auf das nur noch körperliche Abbauprozesse folgen. Es lassen sich also drei verschiedene Betrachtungsweisen ausmachen.

Die jenseitige Existenz wird an verschiedenen Orten (*„Paradies"*, *„Ewigkeit"*, *„Zuhause"*, *„irgendwo"*) vorgestellt, die immer eine schöne Konnotation tragen und auf Helligkeit und Liebe verweisen.

Der Tod ist darüber hinaus ein Bestandteil des Lebens – und zwar sowohl des Privat- als auch des Berufslebens. Er gehört als ständiger Begleiter dazu und ist als etwas Natürliches (n=12) zu verstehen, da er *„mit Geburt vorbestimmt"* (Begl. 4, Z. 236f.) ist. Trotzdem wird er derzeit aus dem gesellschaftlichen Leben ausgegrenzt, in dem er an Experten und deren Handeln in Institutionen delegiert bzw. dorthin verlagert wurde, nachdem er ursprünglich in der Häuslichkeit und dem Familienleben stattfand (n=5).

Der Tod ist ein Faktum – er ist *„die einzige Gewissheit im Leben"*(Begl. 2, Z. 981) – als auch ein Mysterium – ein geheimnisvolles Faszinosum, das anziehend ist und neugierig macht. Er hat viel Unbeantwortetes und prinzipiell Unbeantwortbares an sich (n=6). Diese Unmöglichkeit der Beantwortung vieler Fragen liegt darin begründet, dass er ein einmaliges Ereignis im Leben jedes Einzelnen ist. Niemand ist jemals aus dem Tod zurückgekehrt, um von dort zu berichten, *„weil bis auf Jesus keiner auferstanden ist.(...) Deswegen ist der Tod (...) eine Materie wo keiner mit Erfahrungen hat."* (Begl. 6, Z. 1047f.) Die Erfahrung des Todes ist dadurch unteilbar.

Die Begleiter berichten auch von Erscheinungen rund um das Sterben und den Tod, die ihnen von Angehörigen Verstorbener berichtet werden und die *„mit dem normalen Verstand nicht erklärbar sind. Wo irgendwas <u>da sein</u> muss wo das steuert."* (Begl. 4, Z. 761-763). Aber auch sie selbst erleben solche Phänomene. Hierzu gehören zum Beispiel die Kontaktaufnahme zu den Verstorbenen mit Hilfe eines Mediums und Kontaktaufnahme der Verstorbenen zu den Hinterbliebenen in Form von Zeichen, die diese an die Lebenden senden.

Motivation, sich beruflich mit dem Tod auseinanderzusetzen

Mit Ausnahme eines Begleiters, der seine Berufswahl als *„abenteuerlichen Zufall"* (Begl. 12, Z. 21) beschreibt, erklären alle Interviewten eine Mischung aus verschiedenen Komponenten, die dazu beigetragen haben, dass sie heute in einem Beruf tätig sind, in dem sie regelmäßig sterbenden und/oder toten Menschen begegnen. Private oder berufliche Erfahrungen, die dazu geführt haben, sich näher mit dem Lebensende beschäftigen zu wollen, nehmen eine sehr wesentliche Rolle ein: 10 von 13 Begleitern beschreiben biografische Schlüsselerlebnisse, die auf sie selbst und ihr Leben einen so starken Einfluss ausgeübt haben, dass sie entweder ursächlich aufgrund dieser Schlüsselerfahrung im Berufs- und/oder Privatleben die Tätigkeit ergriffen bzw. ihren Beruf fortan in diesem speziellen Fachgebiet ausüben wollten. Als Professioneller im Beruf etwas verändern und verbessern zu können, ist dabei nur ein möglicher Anreiz und treibt viele von ihnen nach wie vor in ihrem Beruf an. Eine Begleiterin versteht ihren Beruf nicht nur als eine Tätigkeit, sondern vielmehr als eine Berufung.

Fallübergreifende Zusammenhänge

Zusammenhänge zwischen den Kategorien

Es zeigten sich fallübergreifende Beziehungen und Zusammenhänge zwischen den im vorhergehenden Abschnitt beschriebenen Kategorien, ihren Unterkategorien und deren Ausprägungen. Diese Zusammenhänge treten innerhalb einer

Kategorie (zwischen den Unterthemen) sowie als thematische Zusammenhänge zwischen den Kategorien auf. Dabei zeigen sich sowohl generelle Zusammenhänge zwischen manchen Kategorien als auch Zusammenhänge zwischen Kategorien bzw. deren Unterkategorien, die sich besonders in einer bestimmten Ausprägung bzw. Konstellation gegenseitig beeinflussen. Auch hier lässt sich wieder nur ein Ausschnitt der Erkenntnisse über die Zusammenhänge darstellen. Vorgestellt werden die Zusammenhänge von

- erlebter Todesqualität sowie der Umgebungsbedingungen im deutschen Versorgungssystem,
- verschiedenen Belastungsmomenten und entsprechenden Umgebungsbedingungen,
- der wahrgenommenen eigene Grenze an Todeskonfrontationen in der regelhaften Begleitung Sterbender sowie
- deren Auswirkungen auf das Privatleben.

Zuerst lässt sich die **Todesqualität** in Zusammenhang mit **Hoffnungen und Ängsten** hinsichtlich des eigenen Todes betrachten: Aus eigener beruflicher Erfahrung zu wissen, dass der Tod verschiedene Qualitäten hat, zu denen auch als sinnlos, vermeidbar und/oder einsam erlebte Tode gehören, führt dazu, die Familie schützen zu wollen. Dem familiären Zusammenhalt und gegenseitiger Unterstützung wird ein besonderer Wert beigemessen, damit keinem der geliebten Menschen und auch nicht einem selbst ein sinnloser (d. h. z. B. vermeidbarer Tod durch mangelnde soziale Unterstützung, gegenseitige Vernachlässigung) und/oder sozialer Tod zum Schicksal wird. Das, was die Begleiter bei ihrer Arbeit anblicken und aushalten müssen, fürchten sie selbst zu erleiden: *„es gibt sehr unangenehme Arten des Todes. Da möchte man nicht gerne selber dazu gehören"* (Begl. 12, Z. 695f.). So hat z. B. der Rechtsmediziner Angst davor, im Rahmen invasiver Therapien in einem prolongierten Prozess im Krankenhaus zu versterben und würde seinem Leben ggf. lieber schneller ein Ende setzen. Insbesondere der soziale und einsame Tod, den sie sehen (n=4), macht sie betroffen und macht ihnen Angst im Hinblick auf die eigene Zukunft. Sie fürchten einsam, allein und vergessen von den Mitmenschen zu enden und dann auch unbemerkt und allein zu sterben. Daher hoffen sie auf Unterstützung durch ihre Familie und ihr soziales Netzwerk, wenn sie einmal auf Hilfe angewiesen sein sollten. Des Weiteren hoffen sie auf ein Sterben, in dem sie von ihren geliebten Menschen umgeben sind. Selbst eine Vorstellung davon zu haben, worin ein „unschöner" Tod besteht, lässt sie also hoffen an ihrem eigenen Lebensende einen für sich als „gut" verstandenen Tod zu erfahren.

Ein weiterer Zusammenhang stellte sich zwischen den **Umgebungsbedingungen in Deutschland** dar, welche die Gesellschaft zu einer Todesvergessenheit gebracht haben. Sie bedingen auch den veränderten gesellschaftlichen Umgang mit dem Tod. *„Früher (...) war Tod und Geboren-Werden auch unter einem Dach. In einem Zimmer ist n neues Kind auf die Welt gekommen und im/ unten in der Wohnstube lag die Oma, die verstorben war, und alle waren dabei. Und auch alle Kinder. Und eigentlich finde ich das sehr sehr viel natürlicher, dass der Tod nicht so weit rausgeschoben wird."* (Begl. 6, Z. 948-953) Die gesellschaftliche Vorstellung davon, dass der Tod etwas Schlimmes ist, von dem man Kinder fernhalten sollte, führt dazu, dass den Kindern die Möglichkeit des Abschiednehmens genommen wird. Der Tod ist hierzulande – abgesehen von der medialen Präsenz in Nachrichten, Filmen o. Ä. – eben nicht in der Gesellschaft alltäglich. Dieser Unterschied lässt sich am Besten im Vergleich zu anderen Kulturen verstehen, wo der Tod durch andere Gefahren wie Krieg, Naturkatastrophen und limitierte Ressourcen in der Behandlung und Versorgung kranker Menschen eine andere Realität darstellt.

Die Umgebungsbedingungen, unter denen der Tod eintritt und der Verstorbene würdig versorgt wird (oder nicht), entscheiden auch darüber, ob der Tod entmenschlichend und der Verstorbene eher Objekt als Subjekt ist. Eigenes Berührtsein und die emotionalen Reaktionen des Umfeldes verweisen aufeinander, denn die durch den Tod hervorgerufenen Gefühle anderer machen die Begleiter selbst betroffen und auch hilflos: *„Und was da sehr berührend für mich war, war als wir den kleinen aufgebahrt hatten. Also nochmal angezogen und in ein Weidenkörbchen gelegt haben. Und dann die Eltern ihn so gesehen haben. Und der Vater fast zusammengebrochen ist und die Mutter den Vater irgendwo versucht hat zu stützen aber natürlich selber auch mit ihrer Trauer gekämpft hat. Und dann vor der Tür zu stehen und das zu <u>hören</u> und zu sehen wie die Eltern auf ihr totes Kind reagieren war <u>sehr</u> schlimm. Also das ging mir dann schon auch sehr nahe so dass ich genauso geweint habe und (...) ein paar Tage gebraucht habe zum das alles wieder verdauen.* (Begl. 4, Z. 414-421). Ein Begleiter erklärt, dass nicht der Tod an sich, sondern das „Drumherum" (verstanden als die Reaktionen des Umfeldes, der Kollegen und derjenigen, die den Tod miterleben) das Eigentliche ist, was ihn *bewegt*, was belastend ist und letztlich auch dazu führt, dass Tod unerträglich wird. Darüber hinaus ist der Tod umso berührender, je größer die Nähe zu dem verstorbenen Menschen zu seinen Lebzeiten war. So können die Begleiter die vielen toten Menschen, mit denen sie in ihrem Leben konfrontiert werden, nicht zuletzt darum aushalten: *„Weil ich bin denen ja nicht so nah verbunden. Ich trauere nicht über diese verstorbenen Menschen"* (Begl. 1, Z. 864f.). Der Rechtsmediziner, der täglich fast ausschließlich mit toten umgeht, beschreibt daher, dass es für ihn *„recht unpersönlich sein"* (Begl. 12, Z. 403) sollte.

Weiterhin stellen die Begleiter den vielen verschiedenen **Belastungsmomenten**, welche sie „aushalten müssen", **Bewältigungsstrategien** entgegen. Über den Tod und damit verbundene Belastungen zu sprechen, wird von ihnen als wichtige Strategie beschrieben, um damit umgehen zu können. Die Interviewten statuieren, dass man eine Option braucht, um über belastende Erlebnisse im Umgang mit Schwerstkranken, Sterbenden und ihren Angehörigen zu sprechen. Gleichzeitig beschreiben sie jedoch die Dimension der „Unmöglichkeit": In Institutionen bestehen selten die Gelegenheit, die Offenheit und der strukturierte Rahmen dafür. Darüber hinaus können sie mit „normalen" Menschen, d. h. auch mit Freunden, die nicht in diesem Beruf tätig sind, nicht über ihre Erlebnisse sprechen, weil sie für Außenstehende nicht nachvollziehbar sind. Mit ihrer Familie *wollen* sie nicht darüber sprechen, weil sie diese vor der emotionalen Belastung und den Bildern, die für sie allein schon schwer zu ertragen sind, schützen möchten.

Ferner wirken sich die Umgebungsbedingungen auf die wahrgenommene **Qualität des Todes** und auf die Erreichung der **Sättigungsgrenze** an Todeskonfrontation aus. Zu welchem Zeitpunkt diese Grenze des Aushaltbaren für die Begleiter überschritten ist, hängt von den Umständen, unter denen sie einen Tod erleben, und der damit unmittelbar verbundenen persönlichen Betroffenheit ab.

Des Weiteren besteht eine Auswirkung der Begleitung Sterbender und Verstorbener auf **das eigene Leben** darin, dass die Vorstellung von dem was der Tod ist durch die Umstände unter denen er regelhaft wahrgenommen wird, beeinflusst wird. So beschreibt die Palliativmedizinerin und Geriaterin, die vor allem ältere Menschen im Sterben begleitet, dass der Tod eine Erlösung, ein Freund ist, wenn nach einem erfüllten Leben die Welt immer unverständlicher wird. Feuerwehrmann und Rettungsassistent hingegen sind viel häufiger Zeugen anderer Todesqualitäten: des unerwarteten, als vorzeitig erlebten Todes sowie des einsamen und sinnlosen Todes. Dementsprechend beschreiben sie ihn vielmehr aus der Perspektive des Leidens als der Erlösung.

Schließlich haben alle professionellen Begleiter bereits auch in ihrem **Privatleben** Tode nächster Angehöriger erlebt. Diese persönlichen Verluste waren für einige von ihnen so besondere biografische Schlüsselerlebnisse, dass die dadurch verursachte Orientierungslosigkeit und Suche nach Neuorientierung sie dazu gebracht hat, sich näher mit dem Tod auseinandersetzen zu wollen. Heute lässt diese Beschäftigung mit dem Tod sie persönlich wachsen und den Sinn des Lebens spüren.

Zusammenhänge zwischen Kategorien und Gruppen

Im vorangegangenen Abschnitt sind Zusammenhänge aufgezeigt worden, die sich zwischen den Interviews und den Kategorien ergeben. Betrachtet man die Interviews fallspezifisch (innerhalb eines Interviews zwischen den Kategorien), dann lassen sich die untersuchten 13 Begleiter nochmals anhand ihrer eigentümlichen Perspektive in zwei Gruppen unterscheiden.

Nicht der Zeitpunkt der Begegnung scheint entscheidend, sondern vielmehr der **selbst wahrgenommene Auftrag** bzw. der Blick auf die Situation (vgl. Tab. 6).

Die Bestatterin nimmt scheinbar eine „Zwischenposition" ein, denn sie teilt beide Pole möglicher Todeserfahrung mit den anderen Begleitern. Sie begegnet dem Tod regulär in allen seinen Facetten, d. h. sowohl als ein abruptes Ende des Lebens von Kindern und jungen Menschen, als Tod durch Unfall oder Suizid sowie als „friedlichem Einschlafen" in häuslicher Umgebung.

Tabelle 6: Besonderheiten der Ausprägungen von Kategorien bei Probanden versch. Berufe

Primäre berufliche Intention	Helfen als Lebensrettung in Situationen akuter Lebensbedrohung	Helfen nach Todeseintritt als Hilfe für die Hinterbliebenen und die Gesellschaft	Helfen als Begleitung von Menschen und ihren Angehörigen vor dem Horizont begrenzter Lebenszeit bis zum Tod und darüber hinaus
„Outcome"	Leben bzw. Überleben	Aufklärung von Ursachen und Umständen; Bereinigung	Lebensqualität „gutes Sterben" und „guter Tod"
Interviewpartner	Berufsfeuerwehrmann Rettungsassistent	Rechtsmediziner Tatortreinigerin Mordkommissar	Palliativmediziner/innen, Geriaterin, Palliative Care Pflegefachkraft, Altenpflegerin, Psychologin
		Bestatterin	
Merkmale der spezifischen beruflichen Todeskonfrontation (vorwiegend erfahrene Situationen von Todeskonfrontation; Todesqualitäten)	➢ Ungewissheit (auf prinzipielle Möglichkeit des Todes vorbereitet, aber nicht primär darauf eingestellt sein) ➢ Tod als nicht-gelungene Lebensrettung	➢ Gewissheit des vorliegenden Todes als Ausgangssituation für die berufliche Tätigkeit	➢ auf Tod vorbereitet sein; sich darauf einstellen können dass er eintreten wird
	Professionelle, die den Tod im beruflichen Kontext vor allem: ➢ als sinnlos empfundenem Tod (durch fehlende Fürsorge der Menschen untereinander) ➢ plötzlichen, vorzeitigen, einsamen, leid- u./o. gewaltvollen Tod ➢ sozialen Tod (und als misslungen wahrgenommenes Leben) sehen.		Professionelle, die den Tod im beruflichen Kontext vor allem: ➢ als Endpunkt des Alterns oder/und nach Krankheitsverläufen auftreten sehen ➢ nach begleitetem Sterben in Bemühung um Schmerzfreiheit und existenzielle Bedürfnisse eintreten sehen ➢ in Institutionen erleben
Unterschiede zwischen den Gruppen	➢ **Angst vor dem Tod, den sie beruflich sehen,** d.h. nach Einblick in misslungenes Leben und sinnlosen Tod Anderer selbst Angst vor sozialem Tod, einsamen Sterben oder sinnlosen Tod haben ➢ **Tod als in erster Linie leidvolle Erfahrung** mit Traumatisierungspotenzial aushalten müssen ➢ Gefühl von Versagen bzw. Angst vor Versagen weil ein Leben nicht gerettet werden kann/konnte (Feuerwehr, Rettungsdienst) ➢ **positive Einstellungen zu assistiertem Suizid** finden sich ausschließlich in dieser Gruppe ➢ Grenzgänger, anders als „normale Menschen" sein ➢ **Objektivierung und Distanz zur Wahrung der Kontrolle** durch einen *„Panzer" (Begl.12, Z. 449)* oder *„Schutzwall" (Begl. 7, Z.716-718).* Dieser ist wesentliche Voraussetzung dafür, unbeschadet mit dem Tod umgehen zu können ➢ Tod bzw. Todeserfahrungen verbinden: Arbeitskollegen erstehen was man selbst erlebt und stellen eine Art weite Familie dar, die sich gegenseitig unterstützt und füreinander sorgt		➢ **Hoffnung auf den Tod, den sie beruflich sehen,** d.h. Wunsch nach einem bewussten Abschiednehmen im gestalteten Sterben; kein Wunsch nach einem plötzlichen Tod ➢ **Tod als Erleichterung und Erlösung** nach einem Prozess von Krankheit und Leiden, Ereignis, dem die Fähigkeit zur Transzendenz innewohnt ➢ Das Gefühl trotz unausweichlicher Todeskonfrontation noch Gutes tun zu können ➢ **Nähe zu Sterbenden/Verstorbenen und deren Angehörigen ist notwendig und erwünscht;** sie muss mit Distanz ausbalanciert werden
Gemeinsamkeiten	➢ Tod nicht nur als einen Bestandteil des Berufes, sondern des Lebens sehen ➢ Gratwanderung entlang der Sättigungsgrenze vom Tod ➢ Tod als janusköpfig sehen ➢ Tod schafft das Bedürfnis nach sozialen Bindungen; d.h. es wird viel Wert auf die Nähe und Aufrechterhaltung einer intakten Familienstruktur gelegt ➢ Das Gefühl trotz der Belastungen durch Konfrontation mit Leid und Tod anderer Menschen auf verschiedene Weise zu können und somit etwas Sinnvolles zu tun ➢ Berufliche Konfrontation mit dem Tod ist im Privatleben gar nicht oder nur sehr eingeschränkt mitteilbar; das private Umfeld muss davor geschützt werden		

3.5.2.4 Besonderheiten der Ergebnisse

In der Gruppe der Begleiter zeigt sich, dass nicht jeder Tod, sondern nur der Tod des *als Mensch wahrgenommenen Anderen eine* eigentliche Herausforderung darstellt. Nicht jeder beruflich erfahrene Tod eines Menschen ist für die Begleiter ein Verlust und dadurch auch nicht jeder der begleiteten Tode Auslöser von Leid für sie selbst. Vielmehr sind nur solche Tode mit Leid verbunden, die durch ein bestimmtes Maß an Nähe – ausgelöst durch verschiedenste Faktoren wie z. B. Parallelen zu der eigenen Biografie – gekennzeichnet sind. Diese Nähe, für die nicht notwendigerweise eine Beziehung Voraussetzung ist, löst persönliche Betroffenheit durch dessen Tod aus.

Die Teilnehmer berichten, dass ihnen das Sterben Angst macht, nicht aber der Tod. Der Tod zeigt sich bei den Begleitern vor allem positiv als „Gestaltungsmotor", wohingegen das Sterben das eigentliche angstauslösende Ereignis im Hinblick auf das eigene Lebensende ist.

Zudem ist Kommunikation für alle Begleiter zentral. Über den Tod und Todeserlebnisse zu sprechen, ist zugleich notwendig und erleichternd als auch bedrückend und unmöglich. Es gibt im Berufsleben keinen angemessenen Rahmen um die Gefühle und Erfahrungen zu teilen. Im Privatleben kann es keine Gespräche über die Todeserfahrungen geben, da einerseits berufsfremde Personen kein Verständnis für das Erlebte haben (können) und sie andererseits die Menschen, die ihnen am wichtigsten sind – die Familie – nicht mit ihren Todeserlebnissen belasten wollen.

Dem Tod ist in jeder Hinsicht eine Ambivalenz inne, sowohl in den mit ihm verbundenen Emotionen (z. B. Erleichterung und Trauer) als auch Bedeutungszuschreibungen (z. B. Freund und Feind). Seine je spezifische Bedeutung und die mit ihm verbundenen verschiedenen Emotionen erschließen sich erst in der Betrachtung der Umstände, unter denen er auftritt und seiner Auswirkungen auf das soziale Umfeld. Die Leidensfreiheit wird als höchstes Gut beschrieben. Diese Feststellung bedarf einer ethischen Reflexion, da sie im Zusammenhang mit professioneller Begleitung direkte Auswirkungen auf die Praxis der Berufsausübung haben kann oder bereits hat.

Der Tod wird als *ein* Ende betrachtet, nicht als *das* Ende. Er markiert einen Grenzpunkt am Übergang von der irdischen in eine andere Existenzform.

3.5.3 Patienten: der Tod in der ersten Person

Manuela Schallenburger

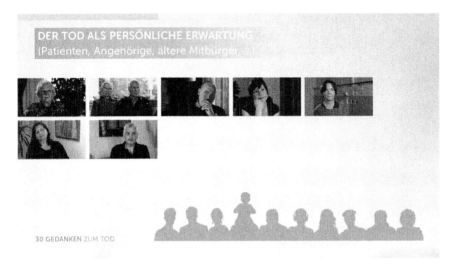

Abbildung 16:   Der Tod als persönliche Erfahrung

3.5.3.1 Forschungsfrage

Das Ziel der Begleitstudie zur Gruppe der Patienten lag darin, existenziell-lebensbedrohliche Erfahrungen, die Menschen erlebt haben zu beschreiben, um davon ausgehend ihren Umgang mit der eigenen Endlichkeit und ihre Vorstellungen vom Tod, zu erfassen. Daraus ergab sich folgende Fragestellung:

Welche Vorstellungen vom Tod artikulieren Menschen, die in einer existenziellen Situation mit ihrer eigenen Endlichkeit konfrontiert wurden?

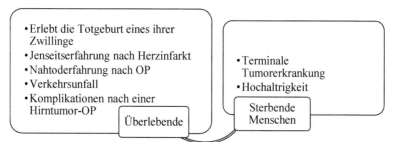

Abbildung 17:   Überlebende und sterbende Menschen

3.5.3.2 Stichprobe

Die Stichprobe der vorliegenden Arbeit setzte sich aus Menschen zusammen, die entweder in ihrer Vergangenheit eine existenzielle Grenzsituation erlebt haben (Überlebende) oder die sich zum Zeitpunkt der Datenerhebung in einer solchen Situation befanden (sterbende Menschen).

Die Stichprobe bestand aus acht Teilnehmern im Alter von 34 bis 86 Jahren. Es haben drei Männer und fünf Frauen an den Interviews teilgenommen.

Tabelle 7:   Interviews

Teilnehmer	Interviewtitel	Existentielle Situation
1	Tod ist der Verlust von Zukunftsperspektiven	Erlebt die Totgeburt eines ihrer Zwillinge
2	Tod ist individuelle Verwandlung (in eine dimensionslose Existenz)	Jenseitserfahrung nach Herzinfarkt
3	Tod ist Ende der individuellen Möglichkeiten und Beginn eines ungewissen Weges	Nahtoderfahrung nach OP
4	Tod ist Ende des Verabschiedungsprozesses vom irdischen Leben	Terminale Tumorerkrankung
5	Naher Tod als Ende des Lebens ist nicht so schlimm wie emotionaler und sozialer Tod	Hochaltrigkeit
6	Tod als Teil des natürlichen, nicht-endenden Lebenszyklus	Terminale Tumorerkrankung
7	Drohender Tod zeigt eigene Endlichkeit und fordert zum bewussten Leben auf	Verkehrsunfall
8	Tod ist Erlösung von erlebtem Leid	Komplikationen nach einer Hirntumor-OP

Die Gruppe der Betroffenen ist, wie in der Tabelle zu sehen, sehr heterogen. Die Teilnehmer haben verschiedene existentielle Situationen erlebt, die ihre Vorstellungen vom Tod geprägt haben.

3.5.3.3 Ergebnisse

Die Analyse ergab auch hier ein Kategoriensystem, das folgend kurz dargestellt wird. Im Anschluss werden besonders relevante Kategorien und von den Teilnehmern beschriebene Querschnittsthemen erläutert.

Tabelle 8:   Kategorien

Kategorie	Unterkategorie
Der TOD anderer	Erinnerungen
	1. Begegnung und Bedeutung
	Anzahl und deren Bedeutung
	Erfahrung und Erleben
	Beziehung zu Verstorbenen und eigenes Alter/Nähe
	Art des Sterbens
Umgang mit Tod und Sterben	Angst vor eigenem Tod/Sterben
	etwas Gutes aus der exist. Sit. ziehen
	Endlichkeit des Lebens
	Akzeptanz des Todes
	gelebtes Leben
	Veränderungen durch exist. Sit.
	Gespräche über den Tod/Verstorbene
	Verdrängung des Todes
Eigene ENDLICHKEIT/ eigene TODESERFAHRUNG und Umgang damit	Erkrankung
	existenzielle Situation
	Erfahrung und Erleben
	Kraftquellen
	soziales Umfeld
	in Erinnerung weiterleben
STERBEN	Sterben
	sozial (soziales Umfeld)
	physisch
	psychisch
GLAUBE	Seele
	Spiritualität (Sinngebung)
	nicht wissen was kommt
TOD	Tod als Ende
	Tod als Erlösung
	Tod ist individuell
	Tod ist natürlich/unvermeidbar
	Tod ist nicht nachvollziehbar
	Tod ist plötzlich/unerwartet
	Tod als Verwandlung/Übergang
	Tod betrifft alle (Mensch/ Tier)

Eigene Todeserfahrung und der Umgang mit ihr

Teilweise sind die Teilnehmer in der Lage, aus der Situation Erkenntnisse zu ziehen und ihr Leben zu ändern bzw. anzupassen. Diese Personen beschreiben das Erlebte als positives Ereignis. So haben sie zum Beispiel ihre Arbeitszeiten angepasst oder sie erkennen die für sie wichtigen Dinge im Leben. Eine andere Teilnehmerin wiederum scheint eher traumatisiert durch das Erlebte.

Zudem wird eine Änderung der Einstellung zum Tod durch die existenzielle Situation beschrieben. Bei einem Teilnehmer wird dies besonders deutlich, der den Tod zuerst als undurchdringliche Mauer und später als fließenden Vorhang beschreibt.

Teilnehmer, die an einer terminalen Erkrankung leiden, möchten die verbleibende Zeit nutzen, um mögliches Offenes zu erledigen und zu sagen. Alles bereinigt zu haben gibt ihnen ein Gefühl der Ruhe und kann Belastungen mindern.

Eine weitere Teilnehmerin ist mit ihrem Leben zufrieden, weil sie alles bereinigt hat und das Leben nicht bereut. In ihrer Meinung ist das Leben dafür da, es auszuhalten.

Der Tod anderer

Nähe ist bei sieben der Teilnehmer von Relevanz. Sie besteht darin, wie nah ein Sterbender oder Verstorbener einer Person ist. Nähe kann durch ein ähnliches Alter, eine familiäre oder freundschaftliche Beziehung entstehen. Die Wichtigkeit dieser Nähe wird vor allem dadurch deutlich, dass manche der Teilnehmer fremde Verstorbene als nicht relevant in ihren Aufzählungen der verstorbenen Menschen in ihrem Leben benennen. Der Tod eines fremden Menschen hat nicht den Einfluss, den der Tod eines Freundes oder eines Familienmitgliedes haben kann. Erinnerungen an einen Verstorbenen können diesen lebendig halten und die Nähe bewahren. Die Teilnehmer geben an, dass sie die Vorstellungen über diese Art von Weiterexistenz beruhigt. Hier kommt es zu zwei kontrastierenden Darstellungen. Bei einer Teilnehmerin hat die Nähe durch familiäre oder freundschaftliche Beziehung dazu geführt, dass sich das soziale Umfeld distanziert hat. Gründe hierfür sieht die Betroffene in der Konfrontation mit der eigenen Endlichkeit. Ein weiterer Teilnehmer berichtet, dass die Erinnerungen an seine Familie ihn in der existenziellen Situation dazu gebracht haben, zurückzukehren. Er entwickelte einen Willen, nicht zu sterben und sie nicht alleine zu lassen.

Nähe kann, zusammenfassend gesagt, zu einer Nachvollziehbarkeit und Betroffenheit führen. Zudem wird bei den meisten Interviewpartnern eine Aufrechterhaltung von Nähe angestrebt.

Ein weiterer Aspekt, den sechs der Teilnehmer angeben, ist, dass Einstellungen zum Tod abhängig davon sein können, wie jemand stirbt. Sterben kann belastend und der Tod bedrohlich sein. Genauso können sie unbelastet oder gnädig sein. Die Teilnehmer schieben die Gründe für die jeweiligen Beschreibungen auf die Symptombelastung, unter der der Betroffene leiden muss. Wie viele Symptome derjenige hat, wie stark sie ausgeprägt sind und wie hoch der subjektive Leidensdruck ist. Zu solch einer Belastung zählen die Teilnehmer auch, ob der Betroffene noch in der Lage ist, Bedürfnisse zu äußern. Die Art des Sterbens kann Einfluss auf das Verständnis vom Tod haben.

Eine Besonderheit berichtet die hochbetagte Teilnehmerin, indem sie von einem sozialen Tod spricht, der für sie Abstieg und Verlust bedeutet.

„Sozialer Tod ist für mich ein Abstieg in (.) hoffentlich nie erlebbare Zonen. (.) Weil es der Verlust (.) des Lebens überhaupt ist. (..) Ich denke, wenn man sozial absteigt, dann hat man überhaupt keine Erwartungen mehr. Keine Hoffnungen. Und das ist was ganz Grausliches.“ (Teilnehmerin (TN) 5)

Umgang mit dem Tod

Vier Teilnehmer geben an, dass **Gespräche** über den Tod wichtig sind. Sie können in existenziellen Situationen hilfreich sein, vor allem, wenn es sich dabei um eine lebensbedrohliche Erkrankung handelt, und darin unterstützen, mit den Gefühlen umzugehen. Zudem können sie vorbereitend wirken, wenn etwa offen über die Beerdigung gesprochen werden soll. Daher kann es sehr wertvoll sein, zumindest eine Person zu haben, mit der offene Unterhaltungen möglich sind. Gespräche über den Tod können zudem Ängste nehmen, aber auch belastend sein. Sie sind am ehesten mit einer vertrauten Person möglich. Vier Teilnehmer beschreiben Schwierigkeiten in der Kommunikation über Sterben und Tod. Sie haben erlebt, wie in der vorherigen Kategorie erwähnt, dass viele Menschen nicht darüber sprechen möchten. Gründe dafür sehen sie in einer Verdrängung, denn bei Gesprächen über den Tod anderer wird auch immer zu einem kleinen Anteil über den eigenen Tod mitgesprochen.

Die **Angst** vor dem Tod ist bei sieben Teilnehmern ein Thema, wobei fünf von ihnen angeben, keine Angst vor dem Tod zu haben. Zwei Teilnehmer geben Angst vor dem Tod an, sehen diese aber in dem Unbekannten, das den Tod ausmacht, begründet. Zwei der Teilnehmer ohne Angst vor dem Tod beschreiben diese sogar als unbegründet. Sowohl eine Weiterexistenz als auch ein absolutes

Ende sind ihrer Meinung nach keine Szenarien, vor denen man sich fürchten muss. Verständnis für Ängste und vor allem eigene Ängste äußern die Teilnehmer eher im Hinblick auf die Art des Versterbens. Sie befürchten, unter großen Schmerzen leiden zu müssen oder ihre Wünsche und Bedarfe nicht mehr äußern zu können.

Beschreibungen des Todes

Drei Teilnehmer sagen, dass der Tod, weil er Teil des Lebens und unvermeidbar ist, **akzeptiert** werden muss. Er kann einem in allen Lebenswelten und den verschiedene Rollen, die ein Mensch innehat, begegnen. Einer der drei Teilnehmer würde eher den Tod akzeptieren als eine erneute Therapie zu beginnen, falls die Erkrankung erneut auftreten sollte. Dennoch haben zwei der Teilnehmer, die über Akzeptanz sprechen, und zwei weitere Interviewte selbst im sozialen Umfeld die Erfahrung von Verdrängung gemacht, die sich darin äußerte, dass Menschen nicht über den Tod sprechen möchten.

Alle Teilnehmer beschreiben in unterschiedlichen Hinsichten den **Tod als Ende**. Die Unterschiede liegen in der Definition eines Endes bzw. darin, was im Tod beendet wird. Teilweise wird der Tod als absolutes Ende verstanden, nach dem auch nichts mehr kommt. Für andere der Teilnehmer ist er das Ende des irdischen Daseins. Hier liegt das Verständnis in einer Weiterexistenz nach dem Versterben, wodurch der Tod zu einer Verwandlung werden kann. Die Weiterexistenz an sich können die Teilnehmer nicht näher definieren bzw. beschreiben. Drei von ihnen schildern eine Seele, zwei Teilnehmer glauben an eine Weiterexistenz, können diese aber nicht näher bezeichnen. Darin liegt vor allem für Teilnehmerin 3 das Unbekannte. Der Tod wird als das Ende organischer Lebensfunktionen beschrieben, wodurch auch eine Art von Weiterexistenz umschrieben wird. Hierzu gehört auch das Ende von Belastungen oder Leiden. Zwei Teilnehmer beschreiben das Ende von Lebenszielen und Zukunftsmöglichkeiten im Tod, die der Betroffene bis dahin hatte. Für eine interviewte Person enden mit dem Tod sämtliche Möglichkeiten der Wahrnehmung des Verstorbenen. Hinterbliebene können versuchen, ihn mit Sinnen wahrzunehmen, was aber nicht funktioniert. Dadurch wird ein Gefühl der Nichtexistenz ausgelöst.

Sieben der Teilnehmer beschreiben den Tod als ein **unvermeidbares Ereignis**, das jeden Menschen betrifft. Niemand kann sich dagegen wehren. Ein Teilnehmer wird noch deutlicher und erweitert das Gesagte auf jedes Lebewesen, somit sind auch Tiere und Pflanzen betroffen. Der Tod gehört zum Lebenszyklus und ist ein Part des Lebens. Der Mensch wird durch seine Endlichkeit Teil der Natur.

Vier der Teilnehmer beschreiben den Tod als ein Ereignis, welches **plötzlich, unerwartet und jederzeit eintreten** kann. In ihren Beschreibungen gehen die Teilnehmer vor allem darauf ein, dass der Tod von anderen für sie plötzlich und unerwartet kam. Bei der eigenen existenziellen Situation wird von einer Plötzlichkeit eher nach einem Verkehrsunfall oder einem Herzinfarkt gesprochen, die im Bruchteil einer Sekunde geschehen können. Die terminal erkrankten Teilnehmer, die also akut und bewusst vom Tod bedroht werden, benennen diese Kategorie nicht.

Der Tod kann **Erlösung** von Belastungen und Leiden sein. Bei körperlicher Belastung nennen die Teilnehmer vor allem Schmerzen und starke Müdigkeit, die im Tod enden. Mental bezeichnen sie als Belastung eine fehlende Wahrnehmung bzw. die Möglichkeit, sich mitzuteilen. Auch Abhängigkeiten durch einen Autonomieverlust oder den Verlust von Fähigkeiten werden von den Teilnehmern als belastender Zustand beschrieben, von denen der Tod erlösen kann.

Zwei Teilnehmer beschreiben den Tod als nicht erfassbar. Der Mensch kann sich den Tod nicht erklären und ihn **nicht begreifen**. Um aber über ihn nachdenken zu können hat der Mensch den Tod erfunden. Das Unbekannte und Ungewisse lässt sich dadurch jedoch nicht kontrollieren.

Vier Interviewte beschreiben die eigene Perspektive und die eigenen Persönlichkeit als möglichen Einflussfaktor auf die Vorstellungen vom Tod. Das bisher geführte Leben, das in der existenziellen Situation Erlebte und Lebensziele können sich auf das Bild des Todes auswirken. So nehmen Alter, Leben und Zufriedenheit eine signifikante Rolle ein. Am deutlichsten wird dies beim Interviewten, der eine Nahtoderfahrung durchlebt hat. Er beschreibt, dass das Jenseits sich für jeden **individuell**, nach seinem eigenen zuvor gelebten Leben und Erinnerungen, darstellt. So kann es für jeden Menschen anders sein.

Fallübergreifende Zusammenhänge

Gemeinsamkeiten und Unterschiede zwischen den Todesvorstellungen der Teilnehmer

Aufgrund der Heterogenität der Teilnehmergruppe werden zunächst die zentralen Aspekte ihrer Todesvorstellungen miteinander verglichen. Diese sind dabei Glauben, Angst, Schlagartigkeit, Individualität und etwas erledigen oder besprechen zu wollen.

Die Teilnehmer sprechen häufig vom **Glauben** an etwas, das im Tod kommt, oder davon, nicht zu wissen, was kommen wird. Der Teilnehmer, der eine Nahtoderfahrung nach einem Herzinfarkt erlebt hat, meint als einziger zu wissen, was kommt. In seinem Verständnis war er tot und hat das Jenseits bereits erlebt. Daher sagt er, er weiß um eine Seele, während die anderen an eine Seele bzw. ein Weiterleben im Tod glauben.

> *„Also für mich ist es (.) unzweifelhaft, dass es eine Seele gibt (..) dass ich eine habe und dass, egal, was passiert, die weiterbesteht.“* (Teilnehmer (TN) 2)

Zwei Teilnehmer waren ihrem Erleben nach in ihrer existenziellen Situation auch tot und haben keine Erfahrung vom Jenseits gemacht. Sie sprechen von der Überzeugung eines absoluten Endes oder auch vom Glauben, dass danach nichts kommt.

> *„Also bei mir kam nichts und ich glaube es kommt auch nichts.“* (TN 8)

> *„...der Glaube von manchen oder sogar von vielen, die Vorstellung mit Paradies, mit Himmel und mit Hölle, die hat sich bei mir nie gezeigt“* (TN 7)

Für alle teilnehmenden Personen bedeutet der Tod ein **Ende**. Unterschiede liegen in dem, was endet. Die Teilnehmer/innen 5, 8 und 7 sehen im Tod ein absolutes Ende. Für sie bedeutet es, dass es keine Weiterexistenz gibt.

> *„...der Tod ist für mich das Ende des Lebens und danach kommt auch nichts mehr, Punkt, aus, es ist zu Ende“* (TN 7)
>
> *„Der Tod ist für mich ein absolutes Ende.“* (TN 5)

Teilnehmer/innen 1, 2, 3, 4, 6 sprechen von einer Verwandlung bzw. einer Weiterexistenz in irgendeiner Form.

> *„Eine Metamorphose, eine Verwandlung“* (TN 1)
>
> *„...nur eine Verwandlung“* (TN 2)

Von einer Seele als Art der Weiterexistenz sprechen Teilnehmer/innen 1 und 2. Teilnehmer/innen 3, 4 und 6 beschreiben einen Glauben an etwas im Tod, bezeichnen es aber als unbekannt.

> *„Das ist die Ungewissheit. Wir wissen nicht, wo wir hingehen.“* (TN 3)
>
> *„Trotz der, des Unbekannten, was dahinter ist“* (TN 4)

Angst wird bei sieben Interviewpartnern zum Thema. Die Aussagen unterscheiden sich darin, ob eine Angst vorhanden ist und wovor sie besteht. Angst vor dem Tod bestätigen zwei Teilnehmer, wobei beide sie in dem Unbekannten, der Ungewissheit begründet sehen.

> *„Angst eher vor der Situation, in der wir uns begeben, weil es so viele verschiedene Möglichkeiten oder so viele verschiedene Suggestionen gibt eahm was passieren könnte"* (TN 3)

Die anderen Teilnehmer verneinen eine Angst vor dem Tod. Zwei von ihnen (TN 2 und TN 5) bezeichnen eine Angst vor dem Tod sogar als unbegründet. Angst vor dem Sterben bzw. davor unter einer Symptombelastung wie Schmerzen zu leiden ist nachvollziehbar und äußern die Teilnehmer.

> *„Angst vielleicht vor Schmerzen oder vor nicht mehr äußern können. [...] Ich kann das eigentlich nicht nachvollziehen, dass man Angst hat vor dem Moment. Denn den Moment erlebt man ja gar nicht."* (TN 5)

Ein Autonomieverlust oder sich nicht mehr äußern oder bewegen zu können ist für die Teilnehmer/innen 1, 5, 7, 8 von Relevanz. Den Tod als Erlösung bei Leid und eingeschränkter Lebensqualität benennen die Teilnehmer/ innen 3, 4, 5, 6, 7, 8. Hier lassen sich keine Unterschiede darin festmachen, ob die existenzielle Situation ein plötzliches Ereignis oder eine terminale Erkrankung ist.

> *„...wenn dann irgendwann der Tod kommt, dann hört das auf oder ist dann nicht da"* (TN 6)

> *„...es ist Erlösung"* (TN 8)

Die **Schlagartigkeit** des Todes in Bezug auf den eigenen Tod, das heißt, wie schnell ein Mensch aus seinem Leben gerissen werden kann, beschreiben die Teilnehmer, deren existenzielle Situation plötzlich aufgetreten ist. Hierzu zählen die Personen mit dem Herzinfarkt, dem Verkehrsunfall und des verstorbenen Säuglings während der Schwangerschaft.

> *„Bruchteile von Sekunden sind, in denen ein Leben beendet ist oder noch nicht beendet ist oder defakto beendet ist"* (TN 7)

Einig sind sich die überwiegenden Interviewten in der **Individualität** des Sterbens (TN 2, 3, 5, 7), der Natürlichkeit des Todes als Teil jedes Lebens (TN 1, 3, 4, 5, 6, 7, 8) und der Nähe, die durch Alter, freundschaftliche oder familiäre

Beziehung entstehen kann (TN 1, 2, 3, 4, 6, 7, 8). Auch hier ist die Einstellung unabhängig von der Art der existenziellen Situation.

> *„Je nachdem in welcher, eah, Situation du dich befindest und aus welcher Perspektive du das eah betrachtest"* (TN 3)

> *„Der Tod ist für mich etwas ganz Natürliches"* (TN 5)

> *„Mit Menschen verbinde, die dort liegen [...] es hat immer was mit Reflexion zu tun"* (TN 1)

Die beiden terminal erkrankten Teilnehmer sind die einzigen, die von Bereinigen und **Erledigen** sprechen. Sie haben überlegt, wofür sie ihre verbleibende Zeit nutzen möchten, mit wem sie noch etwas zu klären haben und was sie noch sagen möchten.

> *„Ich habe versucht alles zu bereinigen"* (TN 6)

Gespräche über den Tod und das Sterben zu führen halten die Teilnehmer für wichtig und hilfreich (TN 3, 4, 6, 7). Sie können in der Familie oder mit Freunden darüber sprechen, auch wenn es nur wenige Gesprächspartner sind, die ihnen sehr vertraute Personen sind.

> *„...jemand zu haben, mit dem man darüber sprechen kann, über das mögliche Ende. Das finde ich ganz wertvoll."* (TN 6)

Manche Teilnehmer (TN 1, 3, 6, 8) haben die Erfahrung der Verdrängung gemacht, das bedeutet, die Menschen möchten nicht über den Tod sprechen.

> *„...die Gesellschaft kann damit nicht umgehen [...] ein Jahr, wo wirklich mein ganzes Umfeld weg war."* (TN 8)

Die Teilnehmerin, deren ungeborenes Kind während der Schwangerschaft verstorben ist, bringt als einzige Interviewte den Aspekt der Definition des Todes in das Interview ein. Sie stellt aufgrund ihrer Erlebnisse die Frage in den Raum, ob jemand nur sterben kann, wenn er geboren wurde. Sie hat in ihrem sozialen Umfeld die Erfahrung gemacht, dass für viele Menschen das Leben erst mit der Geburt beginnt. Und nur wenn jemand gelebt hat, ist eine Trauer nach dem Versterben bei den Hinterbliebenen nachvollziehbar.

> *„Es gab kein gelebtes Leben, und ich hatte einfach ganz viele Menschen um mich rum, die dieses Kind nicht als Person sahen."* (TN 1)

Thematische Zusammenhänge

Die beschriebenen Kategorien zeigen auf, welche Vorstellungen die Teilnehmer über den Tod äußern. Durch die Analyse wurde zudem deutlich, dass sich die Kategorien teilweise beeinflussen oder in Verbindung zueinander stehen. Die Verbindungen sind für ein Nachvollziehen relevant und werden deswegen hier aufgezeigt.

Auch die Kategorien können sie sich gegenseitig beeinflussen, d.h. die Gründe für eine bestimmte Vorstellung vom Tod können in einer anderen Kategorie begründet liegen. Daher wird auch diesen Verbindungen und Zusammenhängen Relevanz zugeschrieben.

Zentraler Aspekt dabei ist der Tod als Ende des irdischen Daseins, wobei sein Erleben jedoch individuell geprägt ist. Der Tod wird somit vom Leben her gedacht und verstanden, in einigen Fällen auch gestaltet. Die auf der nächsten Seite folgende Abbildung (Abb. 18) greift diesen zentralen Aspekt und die Verbindungen der Kategorien untereinander auf.

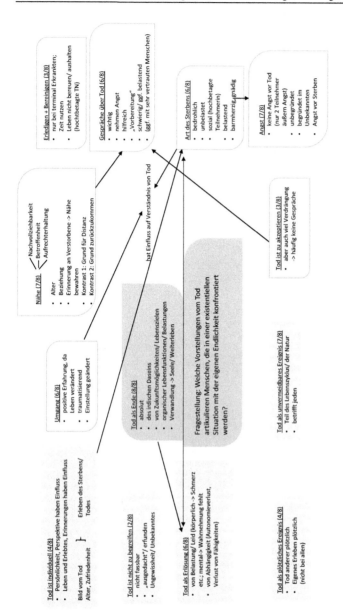

Abbildung 18:   Zentrales Paradigma

Zentrales Paradigma

Die Fragestellung und der zentrale Aspekt des Endes werden in einem dunkleren Grau sichtbar gemacht. Die hellgräulich unterlegten Felder stellen die Bedeutungen dar, die der Tod für die Teilnehmer hat, während die weißen Kästchen Faktoren aufzeigen, die Einfluss auf die Vorstellungen haben können.

Der **Tod als Ende** von Belastungen ist der Vorstellung des **Todes als Erlösung** ähnlich. Im Tod enden Symptome wie Schmerzen und Luftnot, auch von Abhängigkeiten und Autonomieverlusten kann er befreien.

Der **Tod** wird von fast allen Teilnehmern **als unvermeidbares Ereignis** beschrieben, welches jedes Lebewesen betrifft. Aufgrund dieser Unausweichlichkeit muss der Tod als Teil des Lebens gesehen werden. Die Aussage eines Teilnehmers bringt die Verbindung zu der Kategorie der **Akzeptanz des Todes**.

> *„Wenn der Tod eintritt, das ist etwas, was eah auf jeden Fall für mich nicht/unvermeidbar ist. Das heißt, ich muss, wie auch jeder andere auf dieser Welt, eahm ich spreche von mir, einfach akzeptieren muss.“* (TN 4)

Vier Teilnehmer beschreiben den **Tod als individuell**. Die eigene Perspektive und Persönlichkeit können einen Einfluss haben. Diese vier und zwei weitere Teilnehmer geben auch die **Art des Sterbens** als relevant für das Bild des Todes an. Bei starker Belastung – zum Beispiel durch eine Erkrankung – kann der Tod sich als nahendes Ereignis bedrohlich zeigen. Wird die Belastung durch eine körperliche oder physische Symptomatik zu stark, kann er wieder **erlösen**. Stirbt ein Betroffener unbelastet und ist mit seinem Leben zufrieden, ohne Reue oder offen Gebliebenes, dann ist der Tod gnädig. Die eigene Perspektive, die beim **individuellen Tod** Einfluss auf das Bild vom Tod haben kann, beinhaltet nicht nur das eigenen Leben, Alter und Zufriedenheit, sondern auch die Situation des Sterbens.

> *„…ist eigentlich etwas ganz normales und kann, er kann schrecklich sein und er kann erlösend sein“* (TN 5)

Eine **Akzeptanz des Todes** kann sich in möglichen **Gesprächen über den Tod** zeigen. Viele der Teilnehmer halten Gespräche nicht nur für wichtig und angstlindernd, sondern sie können ihnen beim dem Umgang mit der Situation helfen und unterstützen. Dennoch haben sie erlebt, dass Menschen in ihrem sozialen Umfeld Gespräche über Tod und Sterben meiden, am ehesten, um nicht mit ihrer eigenen Endlichkeit konfrontiert zu werden. Diesen Menschen scheint eine **Akzeptanz des Todes** eher schwer zu fallen.

„…indem ich über den Tod von anderen Menschen spreche, spreche ich immer auch meinen Tod mit" (TN 1)

Die **Nähe** zwischen Betroffenen und Angehörigen, wozu Freunde, Familie oder Bekannte zählen können, kann dazu beitragen, dass **Gespräche über den Tod** möglich sind oder aber zu einem Rückzug führen.

Die **Angst vor dem Tod**, die bis auf zwei Teilnehmer, alle verneinen, findet sich jedoch in einer Angst vor dem Sterben. Die **Art des Sterbens** kann der Grund dafür sein, wenn der Betroffene unter Symptombelastung sterben und damit leiden muss.

Teilweise beschreiben die Teilnehmer einen positiven Effekt der existenziellen Situation auf ihr Leben. Dazu mussten sie in der Lage sein, im **Umgang** damit Konsequenzen daraus zu ziehen. Auch das Erlebte kann wie die **Art des Sterbens** und die **individuelle** Perspektive Einfluss auf das Bild des Todes haben. Am deutlichsten äußert dies der Teilnehmer mit der Nahtoderfahrung.

„…viele Jahre später und eah dort war meine Einstellung plötzlich ganz anders [...] Denn da ist natürlich eine Eigenerfahrung dazwischen gewesen" *„Aber nach eigenem Erleben können sie plötzlich das anders sehen."* (TN 2)

Diese Themen beschreiben die Vorstellungen vom Tod, die die Teilnehmer haben, d.h. „Introspektive Phänomene". Daneben schildern die Teilnehmer aber auch, wie sie ihre existentielle Situation erleben oder erlebten, welche Bedeutung sie hat und wie sie mit dieser Erfahrung umgehen. Zwischen diesen beiden Aspekten, der je eigenen Vorstellung vom Tod und dem Erlebten, zeigt sich ein Zusammenhang, der in der Gestaltung der aktuellen Lebenssituation von den Teilnehmern gelebt wird.

3.5.3.4 Besonderheit/ Kernaspekte der Ergebnisse

Die erlebte existenzielle Situation ist bei vielen der Teilnehmer relevant für die Einstellung zum Tod. Verschiedene Situationen und Perspektiven der Teilnehmer nehmen somit Einfluss auf das Bild, das sie vom Tod haben. Die Teilnehmer, die terminal erkrankt oder hochbetagt sind, sprechen davon, ihre Zeit zu nutzen und alles zu bereinigen. Teilnehmer, die der Meinung sind, während ihrer existenziellen Situation tot gewesen zu sein, haben ein Bild vom Tod, das dem Erlebten in dieser Phase gleicht. So ist der Teilnehmer, der eine Nahtoderfahrung hatte, von der Weiterexistenz im Jenseits überzeugt, während der verunfallte Teilnehmer und die Teilnehmerin, die postoperativ auf einer Intensivstation lag, von einem absoluten Ende überzeugt sind.

Die Erklärung für diese verschiedenen Ansichten und zugleich Antwort auf die Fragestellung scheint darin zu liegen, dass der Tod zwar für alle ein Ende bedeutet. Was jedoch Ende bedeutet, wird von den Betroffenen noch näher definiert. Hier können in den Vorstellungen Unterschiede liegen, die entsprechend zu beeinflussen sind. Besonders deutlich zeigt sich dieser Unterschied in den beiden grundsätzlichen Perspektiven der Teilnehmer, d.h. ob die existenzielle Situation überlebt wurde oder ob sich der Betroffene in einem terminalen Prozess befindet, der im Tod endet.

3.5.4 Integration der Studienteile, Gesamtergebnis

Christine Dunger/Christian Schulz-Quach/Martin W. Schnell

Die zuvor beschriebenen Perspektiven der Teilnehmer, lassen sich in den theoretischen Rahmen eingliedern und damit zugleich untereinander kontrastieren. Ausgehend von den Kernaspekten der Teilnehmergruppen sollen diese Unterschiede vorgestellt werden, um sie dann auf das Konzept des Todes in drei Personen zu beziehen.

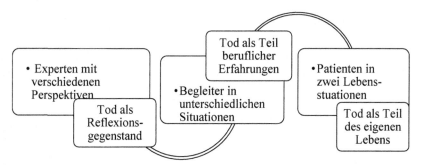

Abbildung 19:   Experten, Begleiter, Patienten

Während die Experten in ihrer Rolle, trotz aller persönlichen und beruflichen Erlebnisse, den Tod als Reflexionsgegenstand wahrnehmen, beschreiben die Begleiter vornehmlich den Zusammenhang zwischen ihren Erlebnissen und konkreten Konsequenzen aus dem Versterben anderer. Dazu gehört die eigene Perspektive, die stark durch die Art des Todes beeinflusst wird, den die Begleiter täglich erleben. Aber auch der Blick für den Verlust von Angehörigen ist für sie ein zentrales Merkmal. Betroffene wiederum sprechen weit weniger breit über gesellschaftliche Perspektiven oder sich ergebende Konsequenzen. Ihre Aussagen über ihre Vorstellungen von Tod und Sterben sind jedoch differenzierter, als in den anderen Gruppen. Zudem verschwimmen, insbesondere bei den terminal erkrankten Patienten, die Beschreibungen davon, wie mit dem Tod umzugehen sei, mit den Erläuterungen zum eigenen Tod.

Aus dieser stetigen „Verengung" der Wahrnehmung des Todes ergeben sich drei unterschiedliche Perspektiven, die in Bezug zu dem zu Beginn dargestellten Konzept von Jankélévitch stehen.

Tabelle 9:   Experten

Experten	Leitende Perspektive: der Tod in der 3. Person
3. Person	Der Tod soll in der Öffentlichkeit diskutiert werden. Dabei gilt es, die Vielfältigkeit des Todes, die Transzendenz des Lebens, die Orte und die Einsamkeit zu berücksichtigen.
2. Person	Der Tod des anderen ist ein aus dem Privatleben bekanntes Ereignis.
1. Person	Die Kriterien der 3. Person sollen auch für die 1. Person gelten.

Die Experten beobachten den Tod als gesellschaftliches Phänomen und als öffentliches Thema aus einer gewissen Distanz. Er ist ihr Reflexionsgegenstand. Historiker befassen sich mit Toten der Vergangenheit, Philosophin und Theologe mit den Theorien des Todes und Künstler mit der Idee des Todes. Den Experten geht es darum, dass die öffentliche Diskussion an Qualität gewinnt. Diese ist gewährleistet, wenn die Vielfältigkeit des Todes, die Möglichkeiten eines Jenseits, die Orte des Todes und die Gefahr der „Einsamkeit des Sterbens"(N. Elias) angemessen zu Wort kommen. Die Auseinandersetzung mit dem Tod eines konkreten anderen Menschen ist bei den Experten nur schwach ausgebildet. Einige der Experten hatten noch nie einen toten Menschen oder überhaupt nur sehr wenige Tote in ihrem Leben gesehen. Im Hinblick auf sich selbst wünschen sich die Experten in einer Gesellschaft zu sterben, deren Öffentlichkeit die genannten Qualitätskriterien in der Diskussion um den Tod verwirklicht hat.

Tabelle 10:   Begleiter

Begleiter	leitende Perspektive: der Tod in der 2. Person
2. Person	Der Tod des anderen ist (a) sinnlos (z.B. Mordkommission) oder (b) gelungen (z. B. Palliativmedizin).
1. Person	Der eigene Tod soll nicht sinnlos sein (a), deshalb sollte man Nähe in der Familie herstellen. Der eigene Tod soll so gestaltet sein wie die gelungene Begleitung eines Patienten (b).
3. Person	Trotz der Janusköpfigkeit des Todes ist es sinnvoll, dass es Begleiter gibt, die sich um Andere an deren Lebensende kümmern.

Die Begleiter sehen den Tod eines anderen Menschen mit eigenen Augen. Begleiter, wie die Mitglieder der Mordkommission, sehen dann sinnlose und gewaltsame Tode. Begleiter, wie die Mitglieder eines Palliative Care Teams, sehen oft gelungene Tode, die durch Fürsorge um Patienten ausgezeichnet sind. Begleiter, die beruflich sinnlose Tode miterleben, wünschen sich für sich selbst das Gegenteil, nämlich einen sinnhaften Tod im Kreis von Familie und Freunden. Einen solch sinnhaften Tod sehen Begleiter, die beruflich gelungene Tode miterleben, fast täglich verwirklicht. In die öffentliche Diskussion um den Tod bringen Begleiter nur ihre eigene berufliche Sichtweise ein.

Tabelle 11:   Patienten

Patienten	Leitende Perspektive: der Tod in der 1. Person
1. Person	Der eigene Tod ist ein Ende, das nicht zu begreifen ist.
2. Person	Es ist sinnvoll, mit Anderen über den Tod zu sprechen, um Ängsten begegnen und einen Abschluss mit dem Leben finden zu können.
3. Person	Der Tod ist als Faktum zu akzeptieren.

Patienten sind unweigerlich am eigenen Leibe vom bevorstehenden Tod betroffen. Sie wissen nicht, was sie erwartet und reagieren auf diese Situation mit dem Wunsch nach Kommunikation mit anderen Personen. Diese Kommunikation ist für sie eine Brücke zwischen Diesseits und Jenseits. Der Tod ist ein unvermeidliches Faktum, dass in der Gesellschaf akzeptiert werden müsse.

3.6 Diskussion

Die beschrieben Ergebnisse verhalten sich wie folgt zum Konzept des Todes in drei Personen.

Der **eigene Tod** wird von Patienten als unausweichlich erwartet, weil er zeitlich kurz bevor steht. „Die erste Person ist zweifellos eine Quelle der Angst. Der Tod in der ersten Person ist ein Geheimnis, das mich zutiefst betrifft." (Jankélévitch 2005, 35) Diese Erwartung macht, dass Patienten von einem starken Selbstbezug ausgehen. Dabei vergessen sie aber keineswegs die Mitwelt und die Gesellschaft. Der Bezug zu anderen Menschen und auch die Erinnerung an vergangene Tode konkreter Personen dienen ihnen als Verbindung zwischen dem jetzt noch gelebten Leben und dem Tod. Da jeder in die Position eines sterbenden Menschen geraten wird, gilt es das Faktum des Todes öffentlich anzuerkennen.

Die Perspektive von Patienten ist stringent, weil sie auf dem gleichermaßen allgemeinen wie individuellen Faktum aufbaut, dass jeder Mensch sterben wird. Der Tod ist unvermeidlich. Begleiter und Experten stellen weniger dieses rohe Faktum in den Mittelpunkt, sondern eher Interpretationen, die kein Faktum sind, weil sie auch anders sein könnten. Die Interpretationen gelten Wünschen im

Hinblick auf den eigenen Tod bzw. der Frage, wie eine Gesellschaft mit dem Tod umgehen sollte.

Der **Tod eines konkreten anderen Menschen** wird von den Begleitern besonders intensiv miterlebt. Der Tod in der zweiten Person ist „*fast* wie der eigene Tod, ist fast so schmerzlich." (Jankélévitch 2005, 39) Der Rettungsassistent kommt an den Unfallort, der Palliativmediziner begleitet den Patienten bis zu dessen Tod, der Gerichtsmediziner untersucht die Leiche, der Kommissar ermittelt einen Mörder, der Tatortreiniger beseitigt die Spuren von Gewalt und Unglück.

Begleiter gehen distanzierter als Patienten mit dem Tod um und zugleich konkreter als die Experten, weil sie sich stets auf Fallbeispiele beziehen. Experten machen den Tod zum Thema und entfernen sich damit von seiner geheimen Kraft und seiner individuellen Dramatik. Begleiter machen hingegen viele Erfahrungen mit dem Tod, aber innerhalb einer Perspektive.

Der **Tod als Thema der öffentlichen Diskussion** wird von den Experten unterstützt. „Der Tod in der dritten Person ist der Tod im allgemeinen." (Jankélévitch 2005, 35) Die Experten treten dafür ein, dass das Thema öffentlich zur Geltung kommt und zwar in mehreren Dimensionen. Der Tod solle kein Tabu sein, aber auch nicht schön geredet werden. Die Vielfältigkeit des unvermeidlichen Todes solle respektiert werden.

Patienten können in der Öffentlichkeit nur auf sich selbst aufmerksam machen und damit ein für jedermann gültiges Faktum ansprechen. Begleiter bringen öffentlich ihre Perspektive zur Geltung, die manchmal einseitig sein kann. Der Kommissar erweckt den Eindruck als ob jeder Tod auf einen Mord zurückgeführt werden kann, der Palliativmediziner legt nahe, dass die gelungene Verabschiedung von sterbenden Menschen ein Normalfall sei. Gegenüber solchen Verallgemeinerungen von bedauerlichen oder begrüßenswerten Einzelfällen vertreten die Experten den Tod im Allgemeinen. Experten machen viele Erfahrungen mit dem Tod in verschiedenen Perspektiven.

Die Abbildung stellt die beschrieben Positionen dar.

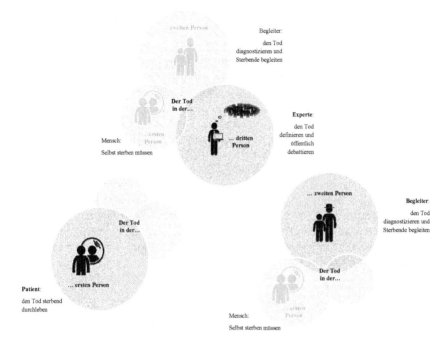

Abbildung 20:   Die 3 Positionen

Der Bezugsrahmen

Die Framework Analysis ist ein Instrument zur Datenauswertung. Im Unterschied zu vielen anderen Methoden liefert sie von sich aus keinen eigenen Bezugsrahmen mit. Ein solcher ist aus der Philosophie, der Soziologie oder der Psychologie daher noch zu entnehmen und der Framework Analysis hinzuzufügen (vgl. Kapitel 1 und 2).

In der vorliegenden Studie wurde Vladimir Jankélévitschs Untersuchung *Der Tod* als Bezugsrahmen ausgewählt (vgl.: Jankélévitch 2005). Der Grund für diese Wahl liegt in der Tatsache, dass Jankélévitch den breitesten Zugriff auf mögliche Zugänge zum Phänomen des Todes bietet. Indem er, wie erwähnt und ausgeführt, die Zugänge über die 1., die 2. und die 3. Person Singular voneinander unterscheidet und aufeinander bezieht, bietet er einen Bezugsrahmen, der die

Auswahl und Anordnung der Probanden und ihrer Perspektiven auf den Tod im Rahmen des Projekts „30 Gedanken zum Tod" als plausibel und nachvollziehbar erscheinen lässt.

Ohne Zweifel wissen auch andere Theorien um den Bezug der Singularpersonen. Sie bevorzugen, wie auch empirische Untersuchungen, meist jedoch eine Perspektive innerhalb des Bezuges. Vor diesem Hintergrund wird deutlich, worin die breite Zugriffsmöglichkeit des Ansatzes von Vladimir Jankélévich liegt.

Auch Martin Heidegger kennt, wie zu Beginn erwähnt, die personalen Perspektiven. Er hebt innerhalb ihrer aber die erste Person hervor, die er zugleich verallgemeinert. „Der Tod wird ontologisch durch Jemeinigkeit und Existenz konstituiert." (Heidegger 1979, 240) Paul Landsberg fügt der ersten Person das Du hinzu. Ähnlich wie bei Emmanuel Levinas (1996) rückt damit die „Erfahrung vom Tod des Nächsten" (Landsberg 1973, 20) in den Mittelpunkt der Aufmerksamkeit. An Levinas orientiert sich auch das Konzept der „Diversität am Lebensende" (Schnell/Schulz 2015). Es geht von einer prinzipiellen Asymmetrie zwischen dem Anderen, der sterben wird und mir, der ich ihn überlebe, aus. Die Überlebenden sind zugleich diejenigen, die den Toten quasi entgegennehmen und bestatten. Diese Perspektive verweist auf die Allgemeinheit der dritten Person, denn die Bestattung und ihre Regeln sind eine Institution, die, wie Eugen Fink zeigt, in den Bereich der Sittlichkeit des Gemeinwesens gehören (vgl.: Fink 1969, 170ff).

Studien zur Bedeutung des Todes

Empirische Studien, die sich allein mit der Bedeutung des Todes beschäftigen, ohne Tod und Sterben direkt aufeinander zu beziehen, sind selten. Überwiegend finden sich Studien zu Versorgungssituationen, den Belastungen von Begleitern, dem Erleben des Sterbeprozesses von Betroffenen und deren Angehörigen oder zu der Angst vor Sterben und Tod.

Band 1 der vorliegenden Buchreihe „Der Patient am Lebensende" verweist auf das Erleben der Patienten, d.h. die 1. Person (vgl.: Schnell et al. 2013). Der Fokus liegt auch hier auf dem Erleben der Versorgungssituation. Jedoch ist ein zentrales Ergebnis, dass sterbende Menschen an Teilhabe und Mitgestaltung interessiert sind. Im Angesicht des eigenen Todes, leben Betroffene und möchten nicht nur Hilfe und Unterstützung empfangen, sondern selbst auch etwas der überlebenden Mitwelt geben können. Es zeigt sich damit, dass Patienten am Lebensende im Rahmen ihrer Möglichkeiten aktive Mitbürger sind und nicht nur leidende Patienten.

Die Perspektive der 2. Person ist Gegenstand eines im Rahmen des „30 Gedanken zum Tod" angefertigten und in der Veröffentlichung befindlichen Reviews, dessen Ziel es war darzustellen, welche Bedeutung der Tod für in die Begleitung eingebundenen Helfer hat (Teilergebnisse wurden als Poster veröffentlicht; vgl.: Schulz et al 2016). Studien aus Deutschland, Kanada, Brasilien und den USA konnten eingeschlossen werden. Sie beinhalteten die Sichtweisen von Pflegenden, Ärzten und Studierenden. Studien zum Erleben anderer Begleiter wurden nicht gefunden oder nach der methodischen Bewertung ausgeschlossen.

Der Tod wurde von den Experten im Sinne eines natürlichen Bestandteils des Lebens als physiologisch, psychologisch und spirituell dimensioniert beschrieben. Diese Dimensionen erscheinen als wichtige Kriterien, um die Erfahrungen in den professionellen Umgang zu integrieren und zugleich persönlich zu verarbeiten. Sie variieren jedoch nach emotionaler Beteiligung an dem jeweiligen Schicksal des Patienten. Eine engen Bindung und der plötzliche Tod führen mitunter zu starker Belastung und Schuldzuweisungen an die eigene Person, die sich in Scham, Versagensgefühl oder Hilflosigkeit äußern. Bei einer starken Symptomlast und bei fortgeschrittenen Erkrankungen wird der Tod hingegen durchaus als Erlösung gesehen.

Auch die in den Studien befragten Begleiter geben an, dass der Tod von Kindern und jungen Menschen schwer zu akzeptieren ist. Er unterbricht den natürlichen Lebensverlauf und erscheint sinnlos. Zudem wird der Tod als Ende sozialer Beziehungen verstanden, die gestaltet werden können. Er ist damit nicht nur ein fester Bestandteil des Berufslebens, sondern hat auch Auswirkungen auf das persönliche Leben der Begleiter. Während in der vorliegenden Studie diese Auswirkungen auch die eigenen Wünsche in Bezug auf das Lebensende betreffen, fokussieren die Studien eher auf das im Leben wirksame Bewusstsein über die eigene Endlichkeit. Schließlich sind die Vorstellungen, was der Tod ist und bedeutet, nicht statisch. Sie wandeln sich mit den Erfahrungen, die die Begleiter im Laufe ihres Berufs- und Privatlebens machen.

Keine nennenswerten empirischen Studien gibt es zur 3. Person des Todes. Das mag auch an der Rolle und Funktion der Experten liegen. Sie äußern sich in Medien und öffentlicher sowie wissenschaftlicher Diskussion, künstlerisch oder im Kontext politischer Entscheidungen. Ihre Aussagen sind Ausdruck und Reflexion der gesellschaftlichen Vorstellungen vom Tod. Von empirischen Studien sind die Äußerungen von Experten zum Thema des Todes nicht thematisiert.

Literatur

Fink, E. (1969): Metaphysik und Tod, Stuttgart.

Flick, U., von Kardorff, E., Steinke, I. (Hrsg.) (2000). Qualitative Forschung. Ein Handbuch. Rowohlt, Hamburg

Geimer, A., Lepa, St. (2007): Todesvorstellungen und Todesdarstellungen, in: tvdiskurs (3/2007).

Heidegger, M. (1979): Sein und Zeit, Tübingen.

Jankélévitch, V. (2015): Der Tod, Berlin.

Gehring, P., Rölli, M., Saborowski, M. (Hrsg.) (2007): Ambivalenzen des Todes, Darmstadt.

Klass, P. (2015). Death Takes a Weekend. *New England Journal of Medicine, 372*(5), 402-405.

Landsberg, P. L. (1973): Die Erfahrung des Todes, Frankfurt/M.

Levinas, E (1996): Gott, der Tod und die Zeit, Wien.

Lifton, R. J. (1973): The Sense of Immortality: On Death and the Continuity of Life. American Journal of Psychoanalysis, 33(1):3-15Mayring, P. (2002): Einführung in die qualitative Sozialforschung: Eine Anleitung zu qualitativem Denken. Beltz, Weinheim.

Mayring, P. (2008): Qualitative Inhaltsanalyse: Grundlagen und Techniken. Beltz, Weinheim.

Ramsay, N. (1995). Sitting close to death: Observation on a Palliative Care unit. *Group Analysis, 28*(3), 355-365.

Schnell, M.W. (2009): Kommunikation als Grundlage der Begleitung am Lebensende, in: Ders. Patientenverfügung – Begleitung am Lebensende im Zeichen des verfügten Patientenwillens – Kurzlehrbuch für die Palliative Care. Hans Huber, Bern.

Schnell, M. W., Heinritz C. (2006): Forschungsethik – Ein Grundlagen- und Arbeitsbuch für die Gesundheits- und Pflegewissenschaft. Hans Huber, Bern.

Schnell, M. W., Schulz, C. (2012): Basiswissen Palliativmedizin. Springer, Berlin.

Schnell M. W., Schulz C., Kolbe H., Dunger C. (2013). Der Patient am Lebensende. Eine Qualitative Inhaltsanalyse. Palliative Care und Forschung (Vol. 1). Wiesbaden: Springer VS Research.

Schulz C., Dunger C., Seidlein AH., Schallenburger M., Piechkamp F., Schnell, Martin W. "Der unvermeidliche Zyklus des Lebens – Todesvorstellungen professioneller Helfer in der Begleitung sterbender Menschen". 11. Kongress der Deutschen Gesellschaft für Palliativmedizin, Leipzig. 2016 Sept 07-10.

Wettreck, R. (2001). *„Am Bett ist alles anders" – Perspektiven professioneller Pflegeethik*. Münster: LIT Verlag.

Wittkowski, J. (1996): Fragebogeninventar zur mehrdimensionalen Erfassung des Erlebens gegenüber Sterben und Tod (FIMEST). Handanweisung. Hogrefe, Göttingen.

Wittkowski, J. (2009). Einstellungen zum eigenen Tod – wie sie sind und wie man ihr Zustandekommen erklären kann. In: B. Schwarz-Boenneke (Hrsg.), *Vom Leben mit dem Tod. Vorstellungen und Einstellungen zur Lebensgrenze. Akademietagung 30.-31. Januar 2009* (S. 33-53). Erbacher Hof: Akademie des Bistums Mainz.

Witzel, A. (2000). Das problemzentrierte Interview. Forum Qualitative Sozialforschung / Forum: Qualitative Social Research, 1(1), Art. 22

Zust, B. L. (2006). Death as a Transformation of Wholeness: An "Aha" Experience of Health as Expanding Consciousness. *Nursing Science Quarterly, 19*(1), 57-60.

4 Die Framework Analysis – eine kommentierte Literaturliste

Anna-Henrikje Seidlein

Die im Folgenden dargestellte Literaturübersicht beschäftigt sich mit einer Darstellung der Framework Analysis als einer Methode, die der Auswertung qualitativer Daten dient. Diese Form der Darstellung als kommentierte Literaturliste soll den Leser dabei unterstützen, einen Überblick auf theoretische Grundzüge der Methode, auf konkrete Anwendungsbereiche in der Forschungspraxis von Palliative Care im Speziellen und auf qualitative Pflege- und Gesundheitsforschung im Allgemeinen zu erhalten.

Die Framework Analysis erfreut sich international in der Qualitativen Forschung zunehmender Beliebtheit, sie ist in der deutschen Forschungslandschaft jedoch nach wie vor wenig bekannt, sodass jegliche Literatur zu dieser Methode fast ausschließlich in englischer Sprache vorliegt. International ist bereits eine beachtliche Auswahl an publizierten Beiträgen zu der Methode zu finden. Leser, die auf der Suche nach einer (deutsch- oder englischsprachigen) Monografie zur Methode der Framework Analysis sind, werden bislang enttäuscht.

Die Einteilung der dargestellten Literatur in dieser Literaturübersicht orientiert sich daher an vier Kategorien:

1. Grundlagenliteratur
   Beiträge in Herausgeberwerken
   Methodendiskussionspapiere & "Worked Examples" in Journals
   Online Ressourcen
2. Vorstellung einiger beispielhafter Studien in Form von Journalartikeln, welche die Methode der FA angewendet haben.

4.1 Grundlagenliteratur

4.1.1 Beiträge in Herausgeberwerken

Bryman, A. & Burgess, R. G. (Hrsg.). (1994). *Analyzing qualitative data.*
London: Routledge.
Die Herausgeber dieses Methodenwerkes stellen in dem Vorwort ihres Buches
fest: *„Indeed, much mystery surrounds the way in which researchers engage in
data analysis.“* Diese Tatsache haben sie zum Anlass genommen, einige Sozial-
forscher einzuladen die Methoden vorzustellen und zu diskutieren, mit denen sie
im Rahmen von eigenen Forschungsprojekten bereits gearbeitet haben. Die Herausgeber wollen mit ihrem Buch einen Beitrag zu der „Entmystifizierung" der
Methoden qualitativer Datenanalyse leisten. Jedes Kapitel berichtet anhand von
konkreten Forschungsprojekten über erlebte Herausforderungen in der Durchführung von qualitativen Forschungsprojekten und insbesondere bei deren Datenanalyse. Neben der Diskursanalyse, Analyse im Rahmen der Grounded Theory
Methodologie und vielen mehr, findet sich auch ein Kapitel über die Framework
Analysis (FA).
   Die FA ist ursprünglich in den 1980er Jahren vom National Centre for Social Research (NatCen Social Research) – Großbritanniens größter unabhängiger
Sozialforschungsagentur (http://www.natcen.ac.uk/about-us/) – im Rahmen der
angewandten Politikforschung entwickelt worden. Um die Wurzel der Methode
nachzuvollziehen, eignet sich daher die Lektüre des Kapitels „Qualitative data
analysis for applied policy research" von Ritchie and Spencer (1994) in diesem
Sammelwerk, in dem die Methode vor dem Hintergrund ihres Entstehungskon-
textes erläutert wird. Beispielhaft kann die Durchführung der FA dort sehr klar
an einer Studie, die den Lebensstandard bzw. die Lebenssituation von Menschen
in Arbeitslosigkeit untersucht hat, nachvollzogen werden.

Ritchie, J., Lewis, J., McNaughton Nicholls, C., & Ormston, R. (Hrsg.).
(2014). *Qualitative Research Practice: A Guide for social science students &
researchers.* **(2. Aufl.). Los Angeles, London, New Delhi, Singapore, Wash-**
ington DC: Sage.
Das wohl wichtigste Werk im Hinblick auf die methodischen Grundlagen der
Framework Analysis ist das 2014 bereits in der zweiten Auflage erschienene
*„Qualitative Research Practice: A Guide for Social Science Students & Resear-
chers"* von Ritchie, Lewis, McNaughton Nicholls und Ormston (2014). Die
Psychologin und Mitherausgeberin Jane Ritchie gründete 1985 die Sektion für
qualitative Forschung am NatCen Social Research und war deren langjährige
Direktorin. Sie war selbst maßgeblich an der Entwicklung der Framework-

Methode beteiligt und lehrt diese darüber hinaus. Jane Lewis, eine weitere Mitherausgeberin, besetzte die Nachfolge dieser Sektion am NatCen Social Research von 1998-2007. Alle Herausgeberinnen besitzen langjährige Erfahrung in der Durchführung und Lehre Qualitativer Forschung, auch mit Expertise in besonders sensiblen Forschungsfeldern wie z. B. Gewalt- und Missbrauchserfahrungen (C. McNaughthon Nicholls).

Das umfangreiche Werk vermittelt dem Leser nicht nur eine theoretische und praktische Einführung in die Framework Analysis, sondern führt ihn im Verlauf der 400 Seiten einmal komplett durch den Prozess qualitativer Forschung und lässt sich somit als eine Art „Reiseführer" für Studierende und Forscher bezeichnen. Der Leser bekommt eine solide Einführung in qualitative Forschung, die den Spagat zwischen Lehr- und Arbeitsbuch gut meistert. So werden nicht nur die wichtigsten Methodologien und Methoden qualitativer Forschung aufgegriffen und deren wissenschaftstheoretische Grundlagen und historische Wurzeln erklärt, sondern darüber hinaus auch viele Fragen der praktischen Realisierung von Forschungsprojekten thematisiert. Besonders hervorzuheben ist außerdem – jenseits der Beiträge zur FA – der stete Praxisbezug dieses Herausgeberwerkes. Dieser entsteht nicht zuletzt auch durch die wichtigen, und dennoch in anderen Büchern häufig vernachlässigten, Themen des Schreibens bzw. der Ergebnisdarstellung in der qualitativen Forschung und durch das Aufgreifen von Erfahrungsberichten in der Durchführung von Forschungsprojekten, in denen von Schwierigkeiten und dem Umgang mit ihnen berichtet wird.

Das Kapitel „Analysis: Principles and Process" (Spencer, Ritchie, Ormston, O`Connor, & Barnard, 2014) widmet sich insbesondere dem Hintergrund und den Grundzügen der FA. Ein weiteres Buchkapitel, „Analysis in Practice" (Spencer, Ritchie, O`Connor, Morrell, & Ormston, 2014) widmet sich ihrer konkreten Anwendung anhand eines Beispiels.

Erwähnenswert ist weiterhin der Verweis der Autoren, dass die Verwendung der Bezeichnung „Framework *Approach*", die ebenso häufig vorzufinden ist wie „Framework *Analysis*" irreführend sein kann, da es sich um ein Instrument für die Datenanalyse handelt und nicht um eine bestimmte „Forschungsschule", die per se mit diversen theoretisch-philosophischen Vorannahmen verbunden ist (Ormston, Spencer, Barnard, & Snape, 2014, S. 21) wie beispielsweise die Grounded Theory, welche Methodologie und Methode der Datenauswertung in sich vereint. Dies ist auch eine Herausforderung, die mit dieser Methode der Datenorganisation und -analyse einhergeht, denn, so die Autoren: „adopting an approach that draws on many different traditions should not imply that there are no theoretical or philosophical considerations underpinning our choices and approach" (Ormston et al., 2014, S. 21). Es handelt sich bei der FA zwar um ein epistemologisch pragmatisches Verfahren zur Analyse von Texten verschiedenster Genese, dies befreit Forscher, die von der FA-Analysis Gebrauch machen, jedoch nicht davon, sich vergegenwärtigen zu müssen, von welchen Grundannahmen sie bei ihrer Arbeit ausgehen.

Die Beiträge betonen, dass die FA sowohl eine Darstellung qualitativer als auch quantitativer Aspekte möglich macht. Zudem ist eine weitere Stärke gegenüber anderen inhaltsanalytischen Verfahren - mit denen sie besonders in den ersten Schritten in ihrer Forschungslogik grundlegend übereinstimmt - ihre stärkere Verankerung im Ausgangstext. So ist ein Rückbezug zum Ausgangsmaterial – im Gegensatz z. B. zur Inhaltsanalyse nach Mayring bei der die Entfernung vom eigentlich Gesagten im Analyseprozess immer größer wird – bei der FA von besonderer Bedeutung. Die Gefahr eines Sinnverlustes zwischen Interview, Transkript und Analyseergebnis ist demnach bei der FA geringer.

4.1.2 Methodendiskussionspapiere & "Worked Examples" in Journals

Ein überwiegender Teil der Journalartikel zu der Methode lässt sich nicht als „reine", theoretische Methodenpublikation verstehen. Stattdessen wird die Methode in vielen Zeitschriftenbeiträgen entweder kurz skizziert und sodann an einem Beispiel eigener Forschungsarbeit erläutern oder die Schritte der Methode werden direkt anhand eines Beispiels erklärt und angewendet. Dabei stehen dann nicht die Studienergebnisse sondern die Methodik im Vordergrund der Publikation. Ausgewählte Artikel die diese Vorgehensweisen verwenden, werden in dem nun folgenden Abschnitt vorgestellt.

Pope, C., Ziebland, S., & Mays, N. (2000). Analysing qualitative data. *British Medical Journal, 320(7227)*: **114-116.**
Die kurze Einführung des Artikels greift grundlegende Eigenschaften des Verhältnisses von Datenerhebung und -analyse im Rahmen qualitativer Forschung und damit verbundene Grundannahmen auf (z. B. Sampling Strategien und Verallgemeinerbarkeit). Die Möglichkeiten induktiver und deduktiver Kategorienbildung in der qualitativen Forschung werden voneinander abgegrenzt. Die Framework Analysis wird von den Autoren als ein Verfahren, welches sich vornehmlich der deduktiven Vorgehensweise bedient, verortet. Diese Feststellung lässt sich durchaus kritisch diskutieren (s. dazu das Kap. 2 des vorliegenden Buches). Weiter ausgehend von der Feststellung, dass im Rahmen qualitativer Forschung enorme Mengen an – zumeist in Textform vorliegendem – Datenmaterial wie Transkripten, Tagebüchern oder Feldnotizen entstehen. Die Analyse von zumeist mehreren hundert Seiten Transkripten oder Texten anderer Genese ist nicht nur sehr zeit- u. arbeitsaufwändig, sondern erfordert gute Strukturierung,

die den Forscher dabei unterstützt, den Überblick zu behalten (Pope, Ziebland, & Mays, 2000). Pope und Kollegen stellen in ihrem Artikel die Framework Analysis als eine geeignete Methode vor, die es Forschern ermöglicht, mit diesen Datenmengen umzugehen.

Der Artikel schneidet viele allgemeine Überlegungen im Zusammenhang mit der Konzeption und Durchführung qualitativer Forschungsprojekte an. Die softwaregestützte Analyse qualitativer Daten und die gemeinsame Analyse in Forscherteams bilden dabei einen Schwerpunkt. Die fünf wesentlichen Schritte der Framework Analysis werden als Übersicht abgebildet, jedoch nicht spezifisch im Detail behandelt. Aufgrund der Vielfalt angesprochener Themen kann der Artikel von Pope et al. nur sehr oberflächlich bleiben und lässt sich somit eher als Methodendiskussionspapier qualitativer Forschung und weniger als Methodendarstellung verstehen.

Smith, J., & Firth, J. (2011). Qualitative data analysis: the framework approach. *Nurse Researcher, 18*(2), 52-62.

Smith und Firth (2011) nehmen eine Dreiteilung der möglichen Analyseverfahren in der qualitativen Forschung vor:

1. Soziolinguistische Verfahren die auf Gebrauch und Bedeutung von Sprache in verschiedenen Kontexten fokussieren, wie die Diskursanalyse.
2. Methoden der Theorieentwicklung, wie die Grounded Theory.
3. Verfahren der Themen- u. Inhaltsanalyse, denen sich die Framework Analysis zuordnen lässt.

Die Autoren sprechen außerdem die Nähe und auch Abgrenzung der FA zu Verfahren der thematischen Analyse sowie deren Kritik an. Dieser Abschnitt kann dem Leser nicht nur für ein Verständnis der Methode sehr hilfreich sein, sondern auch bei deren Verortung in Methodendiskussionen.

Die Feststellung, dass die FA in keiner Methodologie und den damit verbundenen epistemologischen und ontologischen Fundamenten fest verankert ist, wird als Zugewinn an Flexibilität beschrieben und als Vorteil, da Debatten über selbige sonst leicht dazu führen, dass die Relevanz der Robustheit und Nachvollziehbarkeit einer Methode aus den Augen verloren wird (Smith & Firth, 2011).

Darüber hinaus hebt dieser Artikel nicht nur die für den einzelnen Forscher wichtige Ordnungsfunktion der FA hervor, sondern beschreibt darüber hinaus einen weiteren wichtigen Punkt im Zusammenhang mit Struktur: Die durch die FA vorgegebene Struktur ermöglicht, so Smith & Firth (2011), eine systematische und vor allem transparente Analyse entlang vorgegebener Schritte. Die dadurch entstehende Nachvollziehbarkeit und die mit der Methode verbundene

Organisation des Datenmaterials kommt besonders Forschungsanfängern zugute, die sich der Herausforderung stellen, den Umgang mit den umfangreichen Datensätzen, die in Qualitativer Forschung generiert werden, erlernen zu wollen. Damit unterstützt sie nicht nur den Forscher bei seiner Arbeit, sondern begegnet gleichzeitig einem der qualitativen (Sozial-)Forschung immanenten Vorwurf von schlechter Erlernbarkeit durch fehlende Nachvollziehbarkeit.

Nicht zuletzt erklären die Autoren auch die einzelnen Schritte der FA im Detail und illustrieren deren Anwendung in übersichtlicher Tabellenform an einer eigens durchgeführten Interviewstudie, die die Erfahrungen von Eltern mit ihren an einem Hydrocephalus erkrankten Kindern untersuchten. Die Entwicklung der Coding-Matrix erfolgt dort induktiv am Datenmaterial, wobei auch solche Codes und Kategorien Verwendung finden, die direkte (wortgetreue) Formulierungen der Interviewteilnehmer sind (in-vivo Codes/Kategorien). Dabei beziehen sich die Autoren auch auf die Entwickler der Framework Analysis, welche die Relevanz von in-vivo Codes als ein wichtiges Instrument sehen, nicht den – in der FA stets gewünschten Bezug zum Ausgangsmaterial – zu verlieren.

Srivastava, A., & Thomson, S. B. (2009). Framework Analysis: A Qualitative Methodology for Applied Policy Research. *Journal of Administration & Governance, 4*(2), 72-79.
Auch Srivastava und Thomson (2009) heben die Zielgerichtetheit und Effektivität der Analyse mittels Framework-Methode hervor. In Zusammenschau mit den auch in der (Evaluations-)Forschung begrenzten finanziellen und zeitlichen Ressourcen kommen sie zu dem Schluss, dass die Framework Analysis optimal auf die Bedürfnisse der angewandten Politikforschung – in der sich zudem beide Autoren verorten lassen – abgestimmt ist. Dementsprechend bietet der Artikel zusätzlich einen interessanten Einblick in den Hintergrund und die Anwendung qualitativer Methoden in der angewandten Politikforschung. In ihren Schlussfolgerungen geben die Autoren außerdem Beispiele für weitere Anwendungsfelder der Framework Analysis, in denen sie sich ebenso als eine praktikable Methode der Datenanalyse in Forschungsprojekten erwiesen hat, und zeigt Wege der Rechtfertigung der Angemessenheit der Methode, die für alle Kontexte gleichermaßen zutreffen, auf.

Dunger, C. (2010). Qualitative Analysemethoden im Fokus I: Framework Analysis. *Zeitschrift für Palliativmedizin, 12*(1), 10-11.
Der Artikel von Dunger bietet dem Leser in der deutsschprachigen Forschungslandschaft eine hervorragende Möglichkeit, einen Einstieg in die Framework Analysis zu erhalten. Im Rahmen einer Publikationsreihe zu qualitativen Ana-

lysemethoden gelingt es ihr auf engstem Raum die Kernaussagen und -eigenschaften der FA zusammenzufassen.

Dabei gibt sie sowohl einen Einblick in die theoretischen Grundlagen als auch in die Durchführung. Eines Beispiels an dem die Anwendung erfolgt, bedarf es dazu nicht, denn die Abbildung der einzelnen Schritte mit den ihnen jeweils zugeordneten Zielen und Vorgehensweisen vermittelt eine Grundlage für den Einstieg in die eigenständige Anwendung. Ein weiterer interessanter Aspekt des Artikels ist der Verweis der Autorin auf Erving Goffmans Rahmenanalyse. Diese soziologische Interaktionstheorie stellt verschiedene Annahmen zur Organisation sozialer Situationen bereit und geht dabei einen etwas anderen Weg, als die pragmatisch orientierte FA. Dennoch können in ihren Grundannahmen Gemeinsamkeiten mit der hier beschriebenen Framework Analysis ausgemacht werden. Der Leser bekommt somit im direkten Einstieg den hilfreichen Hinweis zu weiterführender Literatur in Goffmans „Rahmen-Analyse". Dunger hebt zudem hervor, dass die FA sowohl für rein deskriptive Analyseziele geeignet ist, als auch für interpretative Analysen und Gruppenvergleiche.

Gale, N. K., Heath, G., Cameron, E., Rashid, S., & Redwood, S. (2013). Using the framework method for the analysis of qualitative data in multidisciplinary health research. *BMC Medical Research Methodology, 13*:117.
Der Artikel von Gale et al. führt viele der in den anderen Artikeln je nur isoliert besprochenen Punkte zusammen, sodass er als Übersichtsartikel verstanden werden kann, in dem der Leser auf engstem Raum ein umfassendes Bild von der Methode bekommt. Einleitend findet sich ein hilfreiches Glossar, das mit den Begrifflichkeiten, die im Rahmen der FA verwendet werden, vertraut macht: Indexing, Charting, Matrix und viele mehr der Begrifflichkeiten, die zum festen Repertoire der Framewok Analysis gehören, werden dem Leser hier nahegebracht. Nicht nur der Vergleich und die Abgrenzung zu anderen qualitativen Methoden, sondern auch Möglichkeiten und Grenzen der Methode und ihres Einsatzes werden diskutiert. Weiterhin werden alle Schritte der Methode deziert erklärt und in jedem Schritt der Bezug zu einer möglichen softwaregestützten Analyse (Computer Assisted Qualitative Data Analysis Software CAQDAS) hergestellt.

Die Autoren verorten – wie Smith & Firth (2011) – die FA als "einer Familie von Analysemthoden zugehörig, die thematische Analyse oder auch Inhaltsanalyse[1]" genannt werden (Gale et al., 2013, übers. AHS). Anders als Smith & Firth (2011) nehmen sie innerhalb dieser Familie keine Abgrenzung

---

[1]   Orig. engl.: „The Framework Method sits within a broad family of analysis methods often termed thematic analysis or qualitative content analysis."

vor, sondern erläutern die gemeinsamen Eigenschaften der dieser Familie zuge-
hörigen Datenanalsyeverfahren.

Der Artikel erklärt außerdem das Vorgehen mit Blick auf multidisziplinäre
Forscherteams im Gesundheitssektor: In dem zu dem Aufsatz gehörigen, online
abrufbaren Zusatzmaterial findet sich eine ausführliche Illustration der Durchführung anhand einer eigens durchgeführten Studie (Heath et al., 2012). Das
zuvor Gelesene lässt sich so sehr gut an einem praktischen Beispiel nachvollziehen und festigen.

**Ward, D. J., Furber, C., Tierney, S., & Swallow, V. (2013). Using Frame-
work Analysis in nursing research: a worked example.** *Journal of Advanced
Nursing, 69*(11), 2423-2431.
Ward, Furber, Tierney, & Swallow (2013) nutzen die Kritik an qualitativen
Analysemethoden im Hinblick auf Klarheit und Transparenz als Anknüpfungs-
punkt für eine Auseinandersetzung mit der Framework Analysis. In ihrem
Diskussionspapier demonstrieren sie das Vorgehen innerhalb der Methode an
einem durchgeführten Pflegeforschungsprojekt zu Erfahrungen von Pflegestudie-
renden in ihren klinischen Einsätzen und ihren Lernbedürfnissen zum Thema
Infektionsprävention. Nicht die Darstellung der Studienergebnisse der Unter-
suchung steht im Vordergrund, sondern der Weg dorthin mit Hilfe der Framwork
Analysis. Hervorzuheben ist, dass die Autoren auf die vielen Möglichkeiten
eingehen, wie qualitative Daten (computergestützt) im Zusammenhang mit der
Framework Analysis einzusetzen sind: Nicht nur MAXQDA, ATLAS/ti oder
NVIVO, sondern auch handschriftliche Arbeit mit Papier und Haftnotizen, eben-
so wie Microsoft Word und/oder Microsoft Excel können ausgerichtet an den
Bedürfnissen der Forscher zielführend sein.

**Parkinson, S., Eatough, V., Holmes, J., Stapley, E., & Midgley, N. (2016).
Framework analysis: a worked example of a study exploring young people's
experiences of depression.** *Qualitative research in psychology, 13*(2), 109-129.
Parkinson und Kollegen stellen fest, dass es zwar ausreichend viele Publikationen zur (theoretischen) Methodik der Framework Analysis gibt, dass jedoch
ein Mangel an Publikationen hinsichtlich der konkreten Anwendung der
Methode – besonders in ihrem Forschungsfeld der Psychologie – in der Praxis
besteht. Mit ihrem Artikel leisten sie einen Beitrag dazu, diesen Mangel zu
beheben und andere Forscherteams bei ihrer Zusammenarbeit zu unterstützen.

4.1.3 Online-Ressourcen

Das **National Centre for Social Research** als Entwickler der Framework-Methode bietet auf seiner Homepage einiges an Informationen zu der Methode (http://www.natcen.ac.uk/our-expertise/methods-expertise/qualitative/framework/). Auf den Seiten des NatCen lässt sich eine zweckmäßige Arbeitsdefinition der Framework Analysis (FA) finden, die von ihren Entwicklern wie folgt formuliert wurde:

> „Framework is a method for managing qualitative data analysis that we've developed to help users organize and manage their data through a process of summarization, resulting in a series of themed matrices. The unique case by theme display allows users to analyse their data thematically and undertake exploratory analysis of the whole dataset." (NatCen Social Research)

Außerdem werden Schulungstermine, insbesondere auch im Zusammenhang mit computergestützter Analyse angeboten. Die Durchführung der Framework Analysis soll besonders durch die Arbeit mit der Software NVivo (http://www.qsrinternational.com/what-is-nvivo) unterstützt werden, da diese speziell auf die Methode abgestimmt ist.

1. Publizierte Studien, welche die Framework Analysis als Methode der Datenanalyse verwenden

Die Publikationen, die in diesem Abschnitt vorgestellt werden, haben ihren Schwerpunkt weniger auf die Erläuterung der Methode gelegt, sondern verweisen lediglich auf die FA als verwendete Methode der Datenanalyse. Die Vielfalt der Fragen, die Forschungsprojekte mit der FA bearbeiten, ist schon ansatzweise im letzten Absatz deutlich geworden. Hier werden nun Studien vorgestellt, die sich gut als Einblick in die Praxis der Methode im Zusammenhang mit der Gesundheitsversorgung eignen: Im Rahmen welcher Art von Projekten wird die FA verwendet? Bei welcher Art von Fragestellungen kann sie angemessen und zielführend sein? Ideen für Antworten auf diese und andere Aspekte finden sich in diesen Publikationen.

Im Folgenden soll deshalb eine Studie vorgestellt werden, welche die FA im speziellen Kontext von Palliative-Care-Forschung als Analysemethode verwendet hat. Im Anschluss wird eine weitere Studie, die eine Fragestellung im weiteren Kontext qualitativer Pflege- u. Gesundheitsforschung mit Hilfe der FA untersucht hat, dargestellt. Abschließend wird auf weitere Studien verwiesen, deren Lektüre empfehlenswert ist, um sich einen erweiterten Eindruck von der Vielfalt der Einsatzmöglichkeiten bzw. der Breite der inhaltlich bearbeiteten Fragestellungen in der Gesundheits- und Pflegeforschung, deren Daten mittels FA ausgewertet werden, zu verschaffen.

Simon, S. T., Weingartner, V., et al. (2016).

Simon und Kollegen beschäftigten sich bereits 2013 im Rahmen einer Untersuchung mit dem Erleben von Atemnot-Episoden bei Patienten mit fortgeschrittenen lebenslimitierenden Erkrankungen. Da Atemnot-Episoden für den Patienten mit erheblichem Disstress verbunden sind, jedoch der Umgang mit ihnen im Rahmen der Versorgung nach wie vor unzureichend und nicht zufriedenstellend ist, ist das Wissen um die effektiv wirksamen Copingstrategien der Patienten von erheblicher Relevanz. In einer nachfolgenden Studie untersuchten Simon et al. (2016) dann die Selbstmanagement-Strategien von Patienten unter Episoden von akuter Atemnot.

Einblick in die Methode: Leitfadengestützte Tiefeninterviews mit 51 Patienten, die aufgrund verschiedenster Erkrankungen (u. a. COPD, Lungenkarzinom, Herzinsuffizienz) an intermittierender Atemnot leiden, wurden durchgeführt. Die Themen wurden allein aus den Daten generiert, die Framework Analysis also als ausschließlich induktives Verfahren angewendet.

Einblick in die Ergebnisse: Als Ergebnis konnten Strategien der Patienten in sechs Bereichen herausgearbeitet werden. Diese umfassten unter anderem Atem- und Lagerungstechniken, die Anwendung von Medikamenten sowie die Reduktion körperlicher Belastung.

Moynihan, R., Sims, R., et al. (2017).

Diese australische Studie untersuchte das Verständnis der **Allgemeinbevölkerung** von „Überdiagnose" im Zusammenhang mit Osteoporose.

Einblick in die Methode: In fünf Fokusgruppen mit insgesamt 41 Teilnehmerinnen befragten die Forscher diese an zwei Zeitpunkten (vor und nach Vermittlung von Fakten zu der Thematik durch Experten) zu ihren Vorstellungen von Osteoporose. Der Artikel beschreibt die gemeinsame Analyse der Transkripte im Forscherteam, welche in den unterschiedlichen Schritten immer wieder getrennt, aber auch gemeinsam vorgenommen wurde.

Einblick in die Ergebnisse: Die Fokusgruppenteilnehmer sahen überwiegend Osteoporose eher als Risikofaktor und nicht als Krankheit an. Die frühe Diagnosestellung wird sowohl als Motivation für einen gesunden Lebensstil und die Umsetzung persönlicher Präventionsstrategien als auch als angsteinflößend und demotivierend beschrieben. Vor den Expertenbeiträgen waren die Interviewten der Meinung, dass die Untersuchungen zuverlässig zwischen „gesund" und „krank" unterscheiden können, und dass es keine Unsicherheiten oder Uneinigkeiten bezüglich der Diagnosestellung gibt. Nach den Expertenvorträgen änderte sich diese Betrachtungsweise.

Elkington, H., White, P., et al. (2004) untersuchten die Symptome von COPD-Patienten und deren Einfluss auf die Lebensgestaltung in ihrem letzten Lebensabschnitt.

Einblick in die Methode: Sie wählten für die Untersuchung der Fragestellung den Zugang über die Perspektive der gelebten Erfahrung der pflegenden Angehörigen. Fünfundzwanzig pflegende Angehörige wurden mit Hilfe von Tiefeninterviews in einem Zeitraum von 3–9 Monaten nach dem Versterben ihres Nächsten befragt. Die Entwicklung des Frameworks fand als gemischt deduktives (Themen aus dem Interviewleitfaden) als auch induktives (neue Themen, die von den Interviewten selbst angebracht wurden) Vorgehen statt.

Einblick in die Ergebnisse: Als vorherrschendes Symptom wurde die Atemnot beschrieben. Mit diesem Symptom gingen erhebliche Einschränkungen in der Alltagsgestaltung einher – allen voran war dies die Einschränkung der Mobilität auf einen kleinen Bewegungsradius innerhalb der eigenen vier Wände. Damit verbunden sind im Falle akuter Atemnotepisoden auch Panikattacken, sowie insgesamt die Angst vor dem Alleinsein und dem Versterben. Darüber hinaus beschrieben die Angehörigen einen ganz unterschiedlichen Umgang mit den professionell Pflegenden und Ärzten. Wann und ob diese aufgesucht und um Hilfe gebeten wurden, variierte genauso wie das individuelle Unterstützungsangebot in der Gemeinde. Die Autoren diskutieren diverse Implikationen dieser Ergebnisse im Hinblick auf die Rolle des Hausarztes und den Einsatz spezialisierter Pflegekräfte.

Gale, N. & Sultan, H. (2013) untersuchten die Auswirkungen eines kommunalen Telehealth-Angebotes auf deren Nutzer.

Einblick in die Methode: Dazu führten sie qualitative Tiefeninterviews mit COPD-Patienten durch, die ein solches kommunales Telehealth-Angebot nutzten.

Einblick in die Ergebnisse: Die Implementierung dieses Angebotes führte bei den Betroffenen zu 'peace of mind'. Sie verspürten eine neue emotionale und körperliche Sicherheit in ihrer häuslichen Versorgungssituation. Als ursächlich für diese neu aufgetretene, innere Ruhe beschrieben sie zwei Mechanismen: Die Legitimation des (dichteren) Kontaktes mit den Professionellen und verstärktes Vertrauen bzw. die Überzeugung mit ihrer krankheitsspezifischen Situation umgehen zu können. Die Ergebnisse der Studie liefern sowohl auf der gesundheitspolitischen als auch auf der Ebene der direkten Implementierung die Basis für die Entwicklung und Evaluation von Telehealth-Angeboten.

Zaboli, R., Shokri, M. et al. (2016) wollten mehr über das Verständnis von Qualität und den diesbezüglichen Status präsens in der Notaufnahme erfahren.
Einblick in die Methode: Das Forscherteam führte Leitfadeninterviews mit in der Notaufnahme eines Teheraner (Iran) Militärkrankenhauses tätigen Pflegenden und Ärzten (Experten) durch, um die aus deren Perspektive wahrgenommenen Einflussfaktoren auf die Qualität ihrer Arbeit zu erfahren.
Einblick in die Ergebnisse: Die Interviews offenbarten vier große Themenfelder, die von den Experten als relevante Einflussfaktoren dargstellt wurden. Strukturelle Faktoren (z. B. medizinisch-technisches Equipment, Bettenanzahl) wurden von den Befragten als eine wesentliche Voraussetzung für qualitativ hochwertige Notfallversorgung angesehen. Diese Studie lässt sich als Evaluationsforschung betrachten, die sowohl Implikationen für Verbesserungen von Strukturen in der Praxis bietet als auch in der Politik.

Literatur

Dunger, C. (2010). Qualitative Analysemethoden im Fokus I: Framework Analysis. *Zeitschrift für Palliativmedizin, 12*(1), 10-11. doi: 10.1055/s-0030-1270768

Elkington, H., White, P., Addington-Hall, J., Higgs, R., & Pettinari, C. (2004). The last year of life of COPD: a qualitative study of symptoms and services. *Respiratory Medicine, 98*(5), 439-445. doi: 10.1016/j.rmed.2003.11.006

Gale, N. K., Heath, G., Cameron, E., Rashid, S., & Redwood, S. (2013). Using the framework method for the analysis of qualitative data in multi-disciplinary health research. *BMC Medical Research Methodology, 13*:117. doi: 10.1186/1471-2288-13-117

Gale, N., & Sultan, H. (2013). Telehealth as 'peace of mind': embodiment, emotions and the home as the primary health space for people with chronic obstructive pulmonary disorder. *Health & Place, 21*, 140-147. doi: 10.1016/j.healthplace.2013.01.006

Heath G, Cameron E, Cummins C, Greenfield S, Pattison H, Kelly D, Redwood S (2012) Paediatric 'care closer to home': stake-holder views and barriers to implementation. *Health and Place*, 18(5), 1068-1073. doi: 10.1016/j.healthplace.2012.05.003

Moynihan, R., Sims, R., Hersch, J., Thomas, R., Glasziou, P., & McCaffery, K. (2017). Communicating about overdiagnosis: Learning from community focus groups on osteoporosis. *PLoS One, 12*(2), e0170142. doi: 10.1371/journal.pone.0170142

Ormston, R., Spencer, L., Barnard, M., & Snape, D. (2014). The Foundations of Qualitative Research. In J. Ritchie, J. Lewis, C. McNaughton Nicholls & R. Ormston (Hrsg.), *Qualitative Research Practice: A Guide for Social Science Students & Researchers.* (2. Aufl., S. 1-25). Los Angeles, London, New Delhi, Singapore, Washington DC: Sage.

Parkinson, S., Eatough, V., Holmes, J., Stapley, E., & Midgley, N. (2016). Framework analysis: a worked example of a study exploring young people's experiences of depression. *Qualitative research in psychology, 13*(2), 109-129. doi: 10.1080/14780887.2015.1119228.

Pope, C., Ziebland, S., & Mays, N. (2000). Analysing qualitative data. *British Med J, 320.*(7227): 114-116. doi: 10.1136/bmj.320.7227.114

Ritchie, J., Lewis, J., McNaughton Nicholls, C., & Ormston, R. (Hrsg.). (2014). *Qualitative Research Practice: A Guide for social science students & researchers.* (2 ed.). Los Angeles, London, New Delhi, Singapore, Washington DC: Sage.

Ritchie, J., & Spencer, L. (1994). Qualitative data analysis for applied policy research. In A. Bryman & R. G. Burgess (Hrsg.), *Analyzing qualitative data.* (S. 173-194). London: Routledge.

Simon, S. T., Higginson, I. J., Benalia, H., Gysels, M., Murtagh, F. E., Spicer, J., & Bausewein, C. (2013). Episodes of breathlessness: types and patterns - a qualitative study exploring experiences of patients with advanced diseases. *Palliat Med, 27*(6), 524-532. doi: 10.1177/0269216313480255

Simon, S. T., Weingartner, V., Higginson, I. J., Benalia, H., Gysels, M., Murtagh, F. E., Bausewein, C. (2016). "I Can Breathe Again!" Patients' Self-Management Strategies for Episodic Breathlessness in Advanced Disease, Derived From Qualitative Interviews. *J Pain Symptom Manage, 52*(2), 228-234. doi: 10.1016/j.jpainsymman.2016.02.016

Smith, J., & Firth, J. (2011). Qualitative data analysis: the framework approach. *Nurse Researcher, 18*(2), 52-62. doi:10.7748/nr2011.01.18.2.52.c8284

Spencer, L., Ritchie, J., O`Connor, W., Morrell, G., & Ormston, R. (2014). Analysis in Practice. In J. Ritchie, J. Lewis, C. McNaughton Nicholls & R. Ormston (Eds.), *Qualitative Research in Practice: A Guide for Social Science Students & Researchers.* (2. ed., pp. 296-345). Los Angeles, London, New Delhi, Singapore, Washington DC: Sage.

Spencer, L., Ritchie, J., Ormston, R., O`Connor, W., & Barnard, M. (2014). Analysis: Principles and Process. In J. Ritchie, J. Lewis, C. McNaughton Nicholls & R. Ormston (Eds.), *Qualitative Research Practice: A Guide for Social Science Students & Researchers.* (2. ed., pp. 270-293). Los Angeles, London, New Delhi, Singapore, Washington DC: Sage.

Srivastava, A., & Thomson, S. B. (2009). Framework Analysis: A Qualitative Methodology for Applied Policy Research. *Journal of Administration & Governance, 4*(2), 72-79.

Ward, D. J., Furber, C., Tierney, S., & Swallow, V. (2013). Using Framework Analysis in nursing research: a worked example. *Journal of Advanced Nursing, 69*(11), 2423-2431. doi: 10.1111/jan.12127

Zaboli, R., Shokri, M., Javadi, M. S., Teymourzadeh, E., & Ameryoun, A. (2016). Factors Affecting Quality of Emergency Service in Iran's Military Hospitals: A Qualitative Study. *Electron Physician, 8*(9), 2990-2997. doi: 10.19082/2990

Verzeichnis der Autorinnen und Autoren

Prof. Dr. Martin W. Schnell (M.A.), Lehrstuhlinhaber für Sozialphilosophie und Ethik sowie Direktor des Instituts für Ethik und Kommunikation im Gesundheitswesen (IEKG), Universität Witten/Herdecke.

Dr. Christian Schulz-Quach (MSc), Mitarbeiter am Institute of Psychiatry, Psychology and Neuroscience, King's College London und Psychiater im South London and Maudsley NHS Foundation Trust. Er arbeitet ebenfalls als freier Mitarbeiter am Institut für Ethik und Kommunikation im Gesundheitswesen (IEKG), Universität Witten/Herdecke.

Dr. Christine Dunger (MSc), wiss. Mitarbeiterin am Lehrstuhl für Sozialphilosophie und Ethik sowie Mitarbeiterin am Institut für Ethik und Kommunikation im Gesundheitswesen (IEKG), Universität Witten/Herdecke.

Anna-Henrikje Seidlein (MSc), wiss. Mitarbeiterin am Institut für Ethik und Geschichte der Medizin, Ernst-Moritz-Arndt-Universität Greifswald

Manuela Schallenburger (MSc), wiss. Mitarbeiterin am Interdisziplinären Zentrum für Palliativmedizin (IZP), Universitätsklinikum Düsseldorf

Franziska Roshangar (M.A.), ist Pädagogin (B.A.) und war wiss. Mitarbeiterin am Lehrstuhl für Sozialphilosophie und Ethik, Universität Witten/ Herdecke.

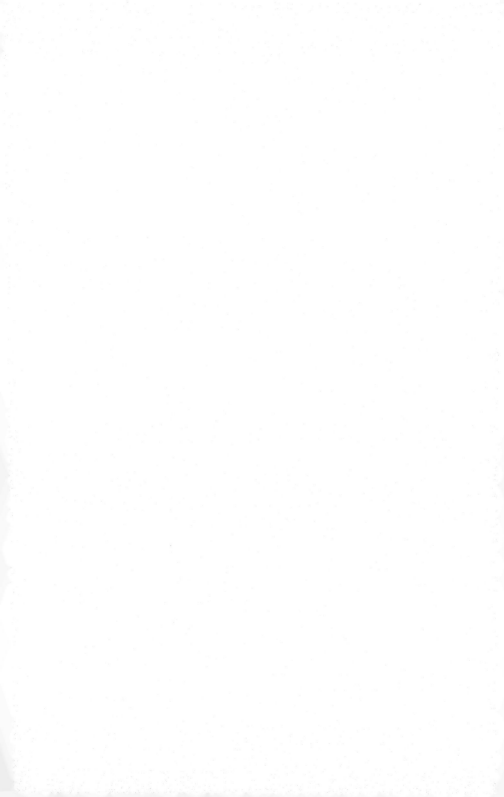

Printed by Printforce, the Netherlands